Arroz mexicano keto y comidas bajas en carbohidratos

Receta fácil de arroz mexicano keto y más para ayudarte a perder peso y mantenerte saludable

Por: Amy Moore

Tabla de Contenidos

Introducción

Naturalmente, como seres humanos, todos tenemos el deseo innato de ser la mejor versión de nosotros mismos. Es por eso que el proceso de superación personal parece ser un viaje interminable. Y el hecho de que estés leyendo esto significa que tú también te has embarcado en este viaje. Así que, venga una felicitación para ti. Eres una de las personas especiales en este mundo que ha decidido que lo bueno no es suficiente. Quieres ser tu mejor yo. Y es precisamente por eso que has tomado la decisión de tratar de superarte en todo lo que puedas.

Por supuesto, la vida y la existencia humanas pueden ser muy complejas. Sin embargo, no tienes que estresarte y cansarte mientras intentas alcanzar tus metas y sueños. Existen varios recursos y herramientas que pueden ayudarte a llegar donde necesitas estar. Este libro puede ser usado como una de esas herramientas. Si te interesa leer este libro de forma activa, sería seguro asumir que eres alguien que está buscando perder peso a través de la dieta keto. Si bien perder peso y mantenerse saludable no son las cosas más fáciles de hacer en el mundo, todavía hay una manera de hacer que el proceso sea placentero y satisfactorio.

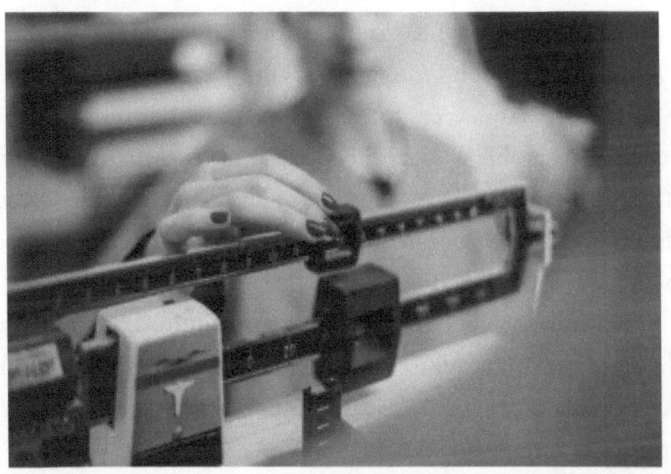

Uno de los mayores retos que enfrentan las personas que siguen dietas es el hecho de que la dieta puede volverse aburrida y repetitiva. Parte de lo que hace que no estar a dieta sea tan atractivo es el hecho de que hay mucha libertad. No hay restricciones. Puedes comer lo que quieras y tanto como desees. Sin embargo, a decir verdad, somos demasiados los que abusamos de este tipo de libertad. Esta es la razón por la que tanta gente termina siendo obesa. Se complacen con la comida y comen más de lo necesario. Como consecuencia, la epidemia de obesidad que afecta a nuestro mundo hoy en día. Lo que hace un programa dietético es proporcionar estructura y orden a los hábitos de consumo de alimentos. Pero, de nuevo, el problema radica en que las dietas se vuelven demasiado aburridas y repetitivas. Siempre que ese sea el caso, puede suceder también que estas dietas se vuelvan insostenibles.

Este libro servirá como antídoto para ese problema. Descubrirás que las dietas no siempre tienen que ser así. Mantenerse sano y en forma no siempre significa tener que sentirse miserable y aburrido con la comida. Aún queda mucha diversión en el proceso de ponerse en forma. Es sólo cuestión de ser creativo y exponerse a las muchas maneras en que se puede dar sabor a la dieta... literalmente.

Sin embargo, antes de empezar a profundizar en los detalles de las recetas, tal vez sea mejor hacer un repaso sobre cómo funciona la dieta keto y las cosas específicas que necesitas tener en cuenta mientras sigues la dieta.

Cómo funciona Keto

P

or estos días, Keto es una dieta popular con la que muchas personas han desarrollado cierto nivel de familiaridad. No se puede negar el hecho de que es uno de los programas dietéticos más populares del mundo. Hay todo tipo de restaurantes especializados que ofrecen platos que se pueden degustar con keto. Existen numerosos libros de cocina en el mercado especialmente orientados a recetas que respetan la dieta keto. Aunque la historia de la dieta keto es muy larga, no es necesario que te familiarices con todo. Lo único que necesitas saber es que es una dieta que promueve un alto consumo de grasas, un consumo moderado de proteínas y un consumo mínimo de carbohidratos.

La dieta keto promueve la alta producción de cetonas en el cuerpo. Normalmente, el cuerpo depende de los carbohidratos para producir energía. Los carbohidratos que se ingieren se convierten en glucosa. Luego, esa glucosa se descompone y sirve como energía que el cuerpo utiliza para llevar a cabo sus procesos normales. Cualquier resto de glucosa se convierte en grasa corporal almacenada que se utilizará para la actividad física en el futuro.

Lo que hace la dieta keto es limitar el consumo de carbohidratos. Eso significa que el cuerpo ya no depende de la glucosa de los carbohidratos para obtener energía. En cambio, recurre a fuentes alternativas de combustible y energía para mantener una función y un movimiento corporal saludables.

Para compensar la falta de carbohidratos, el hígado descompone la grasa almacenada y produce cetonas, que luego se utilizan para proporcionar energía al cuerpo. Dado que la grasa almacenada se descompone para mantener la actividad física, la dieta cetogénica hace que el proceso de pérdida de peso sea más eficiente y efectivo.

Al limitar la cantidad de carbohidratos que consumes y aumentar tu ingesta de grasas, tu cuerpo ingresa en un estado cetogénico. Y cuando entras en ese estado, obligas a tu cuerpo a quemar la grasa almacenada para ayudarte a perder peso de manera más efectiva.

Consejos para hacer que Keto funcione

Por supuesto, aunque la premisa de la dieta keto puede parecer bastante simple, no es algo en lo que quieras entrar despreocupadamente. Hay algunos consejos y trucos que querrás tener en cuenta para maximizar la dieta y seguirla adecuadamente. Después de todo, cuando se trata de tu salud y bienestar, siempre debes prestar atención a todos los detalles que rodean tu dieta para asegurarte de que lo estás haciendo bien.

Cocina tu propia comida

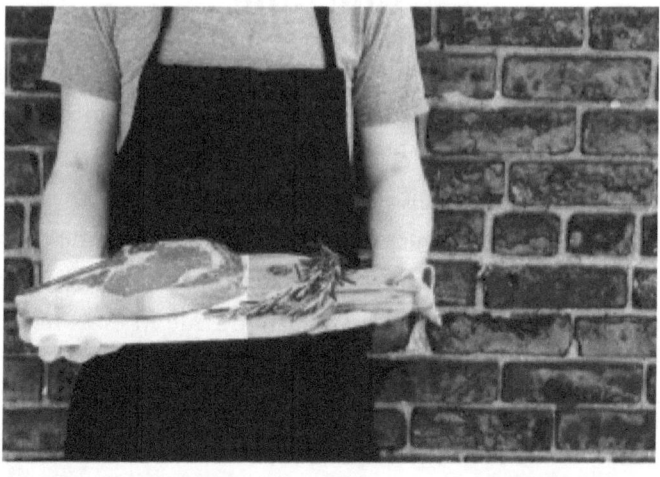

Aunque cocinar no sea necesariamente una actividad en la que te sientas cómodo, será muy beneficioso que tú mismo cocines tus propios alimentos. Es la única manera de saber realmente lo que pones en tu boca y cuánto consumes. Si comes fuera, entonces estás esencialmente a merced de la gente que cocina esa comida para ti. No hay forma de saber cuánto de cada ingrediente colocan en tu comida. Y esto puede generar muchas calorías y nutrientes ocultos que podrían resultar contraproducentes para tu dieta.

Lleva un registro de tus macros

Es cierto que la dieta keto promueve principalmente el alto consumo de grasas y el consumo mínimo de carbohidratos. Sin embargo, aunque la premisa puede parecer simplista, sigue siendo importante entrar en los números. La mejor manera de asegurarte de que estás forzando tu cuerpo a un estado cetogénico es realizando un seguimiento de tus macros. ¿Qué son los macros? Los macros, o macronutrientes, son los tres nutrientes principales que componen tu dieta: grasa, proteína y carbohidratos. Cuando eres capaz de seguir tus macros de manera atenta, tienes más control sobre tu dieta. Esto también facilitará que obtengas los resultados que deseas.

Consigue un compañero de dieta

El espíritu humano es resiliente. Uno nunca debería ser tan rápido para subestimar el poder de la perseverancia humana. Sin embargo, todavía existen límites a la capacidad de un ser humano. Se recomienda que siempre tengas confianza en todo lo que haces en la vida. Pero si hay una oportunidad para que compartas tus cargas con alguien más, entonces deberías aprovecharla al máximo. Después de todo, el cliché sigue siendo cierto: dos cabezas piensan mejor que una. Cuando tienes un compañero de dieta, tienes a alguien que puede ayudarte a ser honesto. Además, te haces responsable ante alguien. Y eso te ayudará a mantener tu dieta.

Prepárate para la gripe keto

La gripe cetogénica no es una gripe real. Sin embargo, son muchas las personas que pueden experimentar síntomas similares a los de la gripe después de comenzar una dieta keto. Aunque no hay hallazgos concluyentes sobre por qué sucede, a menudo se atribuye a los cambios drásticos en el estilo de vida y la dieta. Para no sentirte abrumado por la gripe, es mejor que la esperes y te prepares. Considérala un contratiempo menor mientras te embarcas en tu viaje hacia una salud y un bienestar óptimos. Después de todo, estos síntomas no duran mucho tiempo.

Participa en la planificación y preparación de las comidas

Uno de los aspectos más desafiantes de la dieta es tratar de averiguar cuál será el origen de tu próxima comida. Considera la posibilidad de estar en la oficina y que un grupo de amigos te invite a cenar después del trabajo. Por supuesto, vacilas porque estás a dieta. Sin embargo, no quieres privarte de las indulgencias sociales. En estas situaciones, sería muy útil consumir comidas preparadas de antemano. De esta manera, puedes salir con tus amigos y no tener que preocuparte por hacer trampa en tu dieta.

No te rindas tan pronto

L

a paciencia es clave cuando se trata de salud y dieta. Puede ser que hagas todo lo que está a tu alcance y los resultados no llegan cuando lo deseas. En esos momentos, puede resultar muy fácil sentirse desanimado, y ese desánimo podría llevarte a abandonar. Sin embargo, no debes permitir que eso te suceda. Es importante que permanezcas persistente y resistente mientras tratas de superarte a través de la comida. Confía en el proceso y cree en que si te mantienes constante, los resultados deseados llegarán de un momento a otro.

Céntrate en lo positivo

Concéntrate siempre en lo positivo. En lugar de pensar en lo desagradable que es estar a dieta, trata de concentrarte en todo lo que puedes ganar si mantienes la disciplina. Por supuesto, hay muchas personas que disfrutan de su vida sin límites. Sin embargo, ellos también tienen que lidiar con las consecuencias de sus acciones. Aunque en este momento no lo parezca, estás haciendo algo bueno, y tu futuro "yo" mirará hacia atrás a tu "yo" actual y le agradecerá haber elegido mantenerse comprometido.

Arroz mexicano keto: el sustituto keto definitivo del arroz

T al vez lo mejor de esta receta de arroz mexicano keto es el hecho de que es muy fácil de hacer. No importa cuán saludable sea este plato. Si anhelas algo abundante y delicioso pero no tienes mucho tiempo (o habilidades culinarias) a tu disposición, entonces esta es una gran receta para ti. Para muchas culturas, el arroz es un alimento básico en cada comida. Sin embargo, el arroz puede ser peligroso para los objetivos de pérdida de peso debido a su densidad calórica. Es por eso que este arroz mexicano keto es un salvavidas para los amantes del arroz que siguen la dieta cetogénica.

La base para el "arroz" en esta receta es la coliflor. Por difícil que sea imaginarla, existe una forma de cocinar la coliflor para que parezca arroz real. Y lo bueno de la coliflor es que es realmente baja en calorías y puede ser muy saciante. Si estás buscando limitar tu conteo de carbohidratos y bajar tus niveles de glucosa, entonces esta receta debería ser un elemento básico en tu libro de cocina. Sazonado con un montón de especias mexicanas, sería difícil aburrirse de este plato lleno de sabor.

Número de porciones: 6

Tiempo de preparación: 5 minutos

Tiempo de cocción: 20 minutos

Macros por porción:

- Grasa: 22 g

- Proteína: 29 g
- Carbohidratos: 7 g

Calorías totales por porción: 352 kcal
Ingredientes:

1. 450 grs. de carne molida
2. ¼ cebolla mediana, cortada en dados
3. ½ pimiento rojo, cortado en dados
4. 1 taza de tomates picados
5. 340 grs. de arroz de coliflor
6. 3 cdas. de condimento mexicano para tacos
7. ½ taza de caldo de pollo
8. 1 ½ tazas de queso cheddar

Preparación:
Para el arroz de coliflor:

1. Para hacer el arroz de coliflor, toma las cabezas de coliflor y quita los tallos.
2. Asegúrate de lavar bien las cabezas para que queden libres de suciedad o plagas.
3. Pica las cabezas de coliflor en varios ramilletes más pequeños.
4. Coloca los ramilletes en un procesador de alimentos o en una licuadora potente.
5. Pica los ramilletes en trozos pequeños, o hasta que alcancen la consistencia y el tamaño de los granos de arroz.

Para el arroz mexicano keto:

1. Prepara una sartén grande y colócala a fuego medio.
2. Coloca la carne molida en la sartén y cocina hasta que se dore. Añade las cebollas y los pimientos. Continúa cocinando la carne hasta que esté completamente cocida y no queden manchas rosadas.
3. Coloca el condimento para tacos en la mezcla de carne de res, revuelve y distribúyelo uniformemente.
4. Añade los tomates y el arroz de coliflor a la sartén. Continúa revolviendo para asegurarte de que todos los ingredientes estén bien distribuidos.
5. Añade el caldo a la sartén y deja hervir a fuego lento. Una vez que hierva, reduce el fuego a medio-bajo y cocina hasta que el arroz de coliflor se ablande a la consistencia deseada.
6. Espolvorea el queso sobre el arroz y cubre. Deja que el queso se derrita.
7. Sirve en un plato grande y adorna con aguacate, queso crema, crema agria y/o cilantro.

¡Que lo disfrutes!

Tater Tots keto: explosiones de placer con queso

D e vez en cuando, puedes tener antojos de tater tots. Desafortunadamente, el tater tot en su forma tradicional es un no rotundo en la dieta keto. Tradicionalmente, las tater tots se hacen con patatas, pero las patatas contienen demasiado almidón y demasiados carbohidratos para estar permitidas bajo la filosofía keto. Además de las patatas, los tater tots tradicionales están recubiertos por pan rallado. Son demasiados carbohidratos y todos sabemos que los carbohidratos son el enemigo en la dieta keto. Sin embargo, hay algo muy reconfortante (y quizás hasta nostálgico) en las patatas fritas. Por eso, para muchas personas es muy difícil abandonarlas para siempre.

Afortunadamente, hay una alternativa keto a este viejo favorito. Esta receta te permitirá seguir comiendo este plato familiar y nostálgico. Sustituyes las patatas por coliflor y ni siquiera tendrás que hacer uso de pan rallado para conseguir la consistencia tradicional del tater tot. Con estos reemplazos clave, todavía es posible disfrutar de lo reconfortante de las patatas fritas sin sacrificar la cetosis. También son increíblemente fáciles de hacer.

Número de porciones: 8

Tiempo de preparación: 5 minutos

Tiempo de cocción: 15 minutos

Macros por porción:

- Grasa: 11 g
- Proteína: 7 g
- Carbohidratos: 4 g

Calorías totales por porción: 142 kcal

Ingredientes:

- 680 grs. arroz de coliflor
- ¼ taza de aceite de aguacate
- 1 huevo grande
- 1 ½ taza de queso mozzarella
- 2 dientes de ajo picados
- ¾ cucharadita de sal marina

Preparación:

- Prepara una sartén o un wok grande y colócalo a fuego medio-alto. Revuelve el arroz y el aceite de coliflor en la sartén y cocina hasta que estén ligeramente dorados. Asegúrate de que no quede humedad en la sartén.

- Mientras la coliflor se cocina, bate el huevo en un recipiente.

- Agrega la mozzarella, el ajo y la sal marina a los huevos.

- Cuando la coliflor haya terminado de cocinarse, revuelve inmediatamente en el recipiente junto con el huevo. El calor del arroz de coliflor debe ser suficiente para derretir la mozzarella y desarrollar una consistencia pegajosa.

● Mezcla bien todo y luego divide todo en pequeñas bolas de arroz de coliflor. Esos serán los tots.

● Aplana ligeramente los tots para asegurarte de que se cocinen bien.

● Lava la sartén grande. Asegúrate de que no quede humedad ni trozos de arroz de coliflor.

● Vuelve a poner la sartén a fuego medio y añade una capa fina de aceite de oliva o spray vegetal. Pon tantos tots como puedas en una sola capa. Asegúrate de que no entren en contacto mientras se cocinan.

● Fríe los tots durante 2 minutos y voltea. Cocina el otro lado otros 2 minutos, o hasta que haya alcanzado la textura deseada.

● Agrega aceite según sea necesario, hasta que hayas terminado de cocinar todas las patatas fritas.

¡A disfrutar!

Taco de carne keto: bajo en carbohidratos y rico en sabor

C

on sólo 7 gramos de carbohidratos por porción, sabes que puede disfrutar de la experiencia libre de culpa de comer estos tacos increíbles. Si eres alérgico al gluten, o si estás tratando de evitarlo por completo, entonces te alegrará saber que esta receta también es libre de gluten. No hay nada como poder disfrutar de un taco crujiente cuando tienes antojo de comida mexicana. Existe una razón por la que tantos restaurantes mexicanos y camiones de comida representan una opción para las personas que tienen antojos repentinos en diferentes momentos del día. Pero de nuevo, hay una trampa. Muchos de los tacos de estos restaurantes mexicanos (la mayoría de comida rápida) no son buenos para la barriga.

Afortunadamente, esta receta es una reinvención sutil del taco tal como lo conocemos. Con ella darás en el blanco y te sacarás las ganas de una comida mexicana reconfortante sin que te den ganas de castigarte con una carrera de 10 millas justo después de comerla. Es completamente libre de culpa, y aun así tiene un sabor que hará estremecer tus papilas gustativas. Además, parte de lo que hace que los restaurantes de comida rápida sean tan atractivos es el hecho de que son muy convenientes. No tienes excusa, porque esta receta es todo lo simple y conveniente que puede ser. No necesitarás ninguna habilidad culinaria de alto nivel para preparar este plato. Para reducir el tiempo de cocción y preparación, trata de preparar tus tortillas con anticipación y en grandes cantidades. De esta manera, cada vez que tengas antojo de tacos, lo único que tendrás que preparar es la carne y los rellenos.

Número de porciones: 6
Tiempo de preparación: 15 minutos
Tiempo de cocción: 10 minutos
Macros por porción:

1. Grasa: 33 g
2. Proteína: 28 g
3. Carbohidratos: 7 g

Calorías totales por porción: 432 kcal
Ingredientes:
Para las tortillas:

1. 255 grs. de queso cheddar rallado

Para la carne de los tacos:

- 450 grs. de carne molida magra
- 1 paquete de condimentos mexicanos bajos en carbohidratos
- 2 cdas. de pasta de tomate
- ½ taza de caldo de res
- sal y pimienta a gusto

Aderezos (opcional)

- 2 tazas de lechuga picada
- ½ taza de salsa

- ½ taza de crema agria
- 1 aguacate mediano, cortado en rodajas
- ½ taza de queso rallado
- ¼ taza de cebolla morada picada
- ¼ taza de cilantro picado

Preparación:
Para las tortillas:

1. Precalienta el horno a 375 grados F o 190 grados C.
2. Coloca una rejilla en el tercio superior del horno. Coloca otra rejilla en el tercio inferior del horno. Prepara dos bandejas grandes con papel de pergamino o papel manteca. Dibuja tres círculos de 15 cms. en cada hoja de papel.
3. Toma el queso rallado y extiende de manera uniforme en círculos grandes y aplánalos..
4. Hornea el queso en las bandejas superior e inferior durante 5 minutos. A los 5 minutos, cambia las bandejas de lugar. Hornea otros 5-10 minutos, o hasta que aparezcan agujeros pequeños en la superficie de los círculos de queso.
5. Retira el queso del horno y deja enfriar. Mientras enfría, usa espátulas o cucharas redondas para dar forma de taco al queso.
6. Deja enfriar por completo y reserva en el refrigerador para conservar su frescura y su textura crujiente.

Para el relleno:

- Para prepararlo, pica la lechuga y el cilantro. Asegúrate de que estén lavados y limpios.

- Corta los aguacates en rodajas.

- Pica la cebolla.

- Prepara la crema agria, la salsa y el queso en tazones individuales.

- Prepara una sartén y caliéntala a fuego medio. Desmenuza la carne molida en la sartén y revuelve bien con una espátula.

- Una vez que la carne empiece a dorarse, agrega la pasta de tomate y revuelve. Después, agrega el caldo de carne de res y cocina a fuego lento. Deja que la carne absorba completamente el líquido. Agrega el condimento mexicano junto con la sal y la pimienta a gusto.

- Divide la carne de los tacos uniformemente entre las seis tortillas.

- Agrega los aderezos según tus preferencias.

¡Buen provecho!

Albóndigas de queso de pimiento: queso y carne con una forma divertida

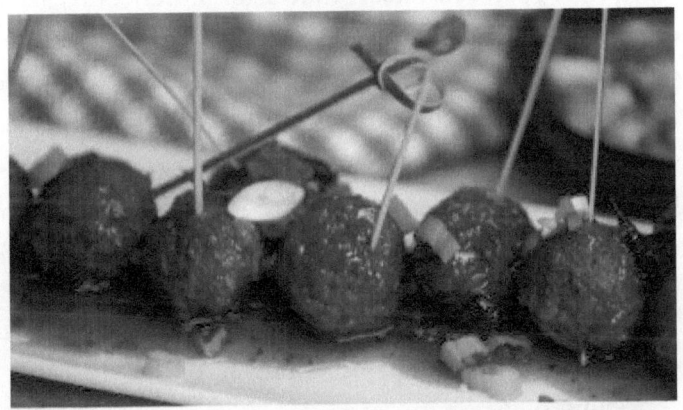

I

ndependientemente de tu edad o antecedentes culturales, es probable que las albóndigas se conviertan en uno de tus favoritos. Estas esferas de proteína y grasa son comunes en muchas mesas en todo el mundo. Parte de la razón por la que son tan populares es que vienen en una forma muy divertida y única. Además, son increíblemente versátiles. Las albóndigas se pueden hacer de cerdo, carne de res, pescado y aves. A veces, incluso hay fusiones de varias carnes que se convierten en albóndigas. No es de extrañar que este plato en particular resuene con tanta gente. Es lo suficientemente versátil como para satisfacer una gran variedad de gustos y preferencias.

Sin embargo, a menudo las albóndigas en su forma tradicional se hacen con mucho pan rallado para mantener la carne unida en forma de bola. Y como ya sabrás, el pan rallado es un gran no en el mundo keto. Por eso, esta receta te ofrecerá una versión única de la albóndiga, que no requiere pan rallado. Sin embargo, si estás buscando agregar estas albóndigas a tus espaguetis, podría terminar siendo algo contrario. En cualquier caso, estas albóndigas son tan sabrosas que probablemente quieras comerlas solas. También puedes comerlas con acompañamientos compatibles con keto, como el puré de coliflor, el brócoli y el queso, la col verde con crema y mucho más.

Esta receta de albóndigas en particular también será una experiencia culinaria bienvenida por los amantes del queso. Acompañada del sabor picante del pimiento, esta es una receta de albóndigas que no se parece a ninguna otra.

Número de porciones: 4
Tiempo de preparación: 10 minutos
Tiempo de cocción: 40 minutos
Macros por porción:

- Grasa: 52 g
- Proteína: 41 g
- Carbohidratos: 1 g

Calorías totales por porción: 651 kcal
Ingredientes:
Para el queso de pimiento:

- ⅓ taza de mayonesa
- 110 grs. de queso cheddar rallado
- ¼ taza de pimiento o jalapeños encurtidos
- 1 cda. de mostaza Dijon

- 1 cucharadita de pimentón en polvo
- pimienta de Cayena a gusto

Para las albóndigas:

- 680 grs. de carne molida de res
- 1 huevo grande
- sal y pimienta a gusto

Preparación:

- Precalienta el horno a 400 grados F o 200 grados C.

- Toma todos los ingredientes para el queso de pimiento y colócalos en un recipiente grande. Asegúrate de que todos los ingredientes estén bien mezclados.

- Añade la carne molida y el huevo a la mezcla de queso. Mezcla bien todos los ingredientes. Agrega sal y pimienta a gusto.

- Con las manos, forma bolas uniformes.

- En una bandeja grande para hornear, coloca las albóndigas en filas ordenadas. Asegúrate de que las bolas no entren en contacto entre sí.

- Hornea las albóndigas de 30 a 40 minutos, o hasta que la superficie de las bolas empiece a carbonizarse.

¡Disfruta!

Pizza keto: deléitate con una rebanada de genialidad keto

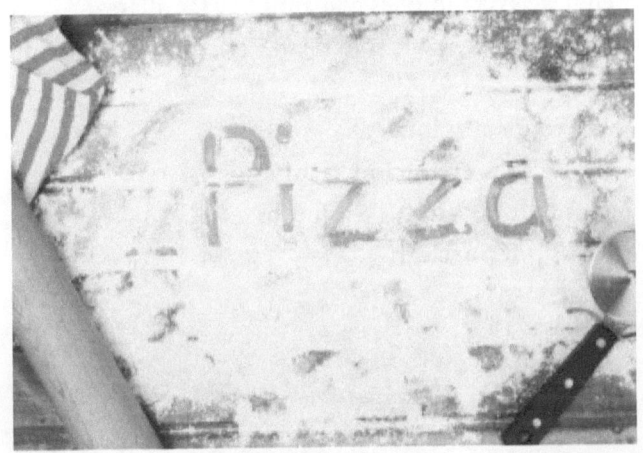

¿A quién no le gusta la pizza? Probablemente, una de las comidas más reconfortantes que existen. Cuando intentas que tu hijo de seis años coma su cena, lo sobornas con pizza. Cuando tienes prisa en tu hora de almuerzo y sólo tienes una hora para comer, una porción de pizza siempre da en el clavo. Y, una de las mejores cosas de la pizza es que es increíblemente versátil. Existen diferentes tipos de pizza ideales para casi todo el mundo. Pero todos los carbohidratos que contiene una porción de pizza tradicional hacen que sea inviable para los practicantes de la dieta keto. Afortunadamente, hay recetas como esta que están diseñadas para llenar ese agujero en forma de pizza en tu corazón.

Con esta receta, puedes tener la pizza lista para comer en 20 minutos. Tampoco tienes que pasar mucho tiempo analizando el plato. No hace falta ser un chef italiano de renombre para que el plato sepa bien. Al final del día, necesitas tiempo libre para las cosas buenas de la vida. Y no te equivoques: el tiempo que dedicas a hacer esta pizza definitivamente vale la pena. Se trata de un gran plato para servir en fiestas o reuniones con amigos y familiares. Y la mejor parte de esta receta es que sólo tiene 5 gramos de carbohidratos por porción.

Número de porciones: 8
Tiempo de preparación: 5 minutos
Tiempo de cocción: 15 minutos
Macros por porción:

- Grasa: 19 g
- Proteína: 14 g
- Carbohidratos: 5 g

Calorías totales por porción: 249 kcal
Ingredientes:
Para la corteza:

- 2 tazas de queso mozzarella rallado
- 30 grs. de queso crema
- 1 taza de harina de almendras
- 1 huevo
- 1 cucharadita de polvo de hornear
- condimento italiano a gusto
- ajo en polvo a gusto

Para los aderezos (según tu preferencia):

- Queso (mozzarella, parmesano, feta, etc.)

- Carnes/proteínas (carne de res, pepperoni, pavo, pollo, etc.)
- Vegetales (cebolla, pimiento, espinaca, aceitunas, jalapeño, etc.)
- Salsa de tomate sin azúcar

Preparación:

● Precalienta el horno a 450 grados F o 230 grados C.

● Coloca la mozzarella y el queso crema en un recipiente grande para microondas. Calienta los quesos en el microondas durante 45 segundos.

● Retira el recipiente del microondas y agrega el huevo, el polvo de hornear, el condimento italiano y el ajo en polvo de inmediato.

● Mezcla bien todo el contenido del recipiente hasta que esté bien incorporado. Esta será la masa de la pizza.

● Pasa la masa a un trozo grande de papel de pergamino y luego cúbrela con otro trozo de papel de pergamino. Toma un rodillo y aplánala hasta que tenga 0,5 cms. de grosor. Retira el papel de pergamino y ajusta la forma si lo deseas.

● Pasa la pizza a una bandeja para hornear forrada con papel de pergamino y hornea durante 10 minutos, o hasta que el queso empiece a endurecerse.

● Retira la corteza de la pizza del horno y agrega encima todos los ingredientes que desees: salsa de tomate, queso, carne, etc.

● Hornea la pizza 5-8 minutos más, o hasta que el queso comience a burbujear.

¡Que la disfrutes!

Galletas keto de mantequilla de maní: pequeños bocados de cielo de mantequilla de maní

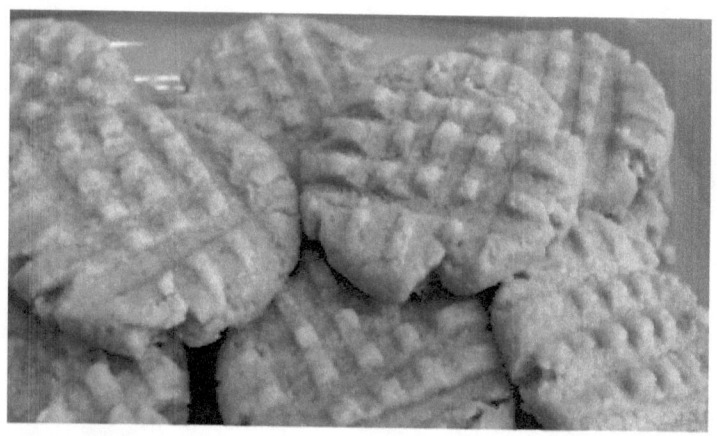

U

na de las decepciones más grandes que las personas tienen cuando comienzan la dieta keto es que los postres están prácticamente prohibidos. Despídete de todas esas barras de *Snickers* que solías comer durante tus descansos en la oficina. Ya no puedes darte el lujo de comer un trozo de pastel después de cenar. Esos pasteles deliciosos de manzana que llaman tu atención cada vez que pasas por la panadería son algo que no puedes comer en tu dieta. Es frustrante saber que existen todas esas delicias y que no puedes disfrutarlas porque has decidido estar en forma y ser más saludable.

Sin embargo, lo estás viendo todo mal. El hecho de que estés a dieta no significa que ya no puedas disfrutar algo delicioso. Sólo tienes que ser capaz de hacerlo bien, y este es el tipo de receta que puede hacer exactamente eso. Todos aman las galletas. Nunca debes confiar en nadie que no disfrute de una buena galleta de vez en cuando. Y si te apetece una galleta, no tienes que privarte en esos momentos. La cetosis no tiene por qué verse comprometida si disfrutas una galleta, así que sigue esta receta y recompénsate con un postre. Esta receta de galletas en particular es especialmente atractiva para los fanáticos de la mantequilla de maní.

Número de porciones: 12 galletas
Tiempo de preparación: 10 minutos
Tiempo de cocción: 15 minutos
Macros por porción:

- Grasa: 11 g
- Proteína: 6 g
- Carbohidratos: 12,5 g

Calorías totales por porción: 133 kcal
Ingredientes:

- 1 taza de mantequilla de maní
- 1 huevo grande
- 1 cucharadita de extracto de vainilla sin azúcar
- ½ taza de edulcorante natural bajo en calorías

Preparación:

● Precalienta el horno a 350 grados F o 175 grados C. Prepara una bandeja para hornear con papel de pergamino o papel manteca.

● Mezcla la mantequilla de maní, el huevo, el extracto de vainilla y el edulcorante en un tazón grande. Mezcla bien todos los ingredientes hasta conseguir la consistencia deseada de la masa.

● Enrolla la masa en 12 bolas de igual tamaño. Coloca las bolas en una bandeja para hornear y presiónalas con un tenedor de forma entrecruzada.

•

• Hornea las galletas en el horno precalentado hasta que los bordes estén dorados. Debería tomar de 12 a 15 minutos. Deja enfriar las galletas en la bandeja durante un minuto.

• Pasa las galletas a una rejilla de alambre y deja que se enfríen por completo.

¡Disfrútalas!

Pasta de calabacín con pollo: carga de carbohidratos sin carbohidratos

E xiste una cantidad casi infinita de recetas de pasta que aparecen en libros de cocina, sitios de Internet, programas de cocina, podcasts y demás. Y puede ser muy difícil, para cualquiera de estas recetas, diferenciarse de las demás. De hecho, es probable que en este momento tengas un concepto estereotipado de una receta de pasta en tu mente. Es un tazón de pasta bien armado, espolvoreado con muchas hierbas y unas cuantas rebanadas de pollo asado a la parrilla. Esta receta formará parte de ese viejo cliché. Sin embargo, tiene un giro: es apta para keto.

En lugar de utilizar pasta en el sentido tradicional, esta receta llevará calabacines. Esto significa que puedes disfrutar de tus antojos de pasta sin tener que preocuparte por quedar hinchado. Tampoco tendrás que preocuparte por esos choques de carbohidratos que se producen después de comer un plato enorme de pasta regular. Esta receta es la prueba de que con un poco de ingenio y creatividad, puedes divertirte con tu dieta. Solo es cuestión de pensar fuera de la caja y mostrar la voluntad de probar cosas nuevas.

Esta receta de pasta keto en particular estará llena de sabor. Con una base cremosa de ajo y camarones como proteína, sería difícil resistirse a comer varias porciones de este plato.

Número de porciones: 5

Tiempo de preparación: 10 minutos

Tiempo de cocción: 15 minutos

Macros por porción:

- Grasa: 30 g
- Proteína: 35 g
- Carbohidratos: 3 g

Calorías totales por porción: 389 kcal

Ingredientes:

- 900 grs. de fideos de calabacín
- ¼ cdita. sal kosher
- 1 cda. de aceite de oliva
- 450 grs. de camarones pelados y desvenados
- 1 cda. de ajo picado
- 2 cdas. de mantequilla
- 110 grs. de queso crema
- ½ taza de crema espesa
- ½ taza de queso parmesano
- ¼ cucharadita de hojuelas de pimiento rojo
- sal y pimienta a gusto

Preparación:

1. Toma una bandeja y fórrala con papel de cocina.
2. Coloca todos los fideos de calabacín sobre el papel y sazona con sal.
3. Deja reposar el calabacín unos 30 minutos para drenar el exceso de agua.
4. Prepara una sartén y colócala a fuego medio-alto.
5. Agrega el aceite de oliva, los camarones y el ajo.

Cocina los camarones hasta que estén rosados de ambos lados.

6. Añade la mantequilla a la sartén y baja el fuego a medio. Deja que la mantequilla se derrita y luego agrega el queso crema, el queso parmesano, las hojuelas de pimiento rojo y la crema espesa.

7. Sazona con sal y pimienta a gusto.

8. Revuelve la mezcla de queso continuamente hasta que todo el queso se haya derretido.

9. Agrega los fideos de calabacín y el camarón a la sartén y revuelve bien.

10. Cocina de 3 a 4 minutos, o hasta que el calabacín se ablande.

¡A disfrutar!

Camarones y arena: deliciosa coliflor molida

E

n esta receta reaparecerá la coliflor. Como hemos visto, la coliflor es un ingrediente poderoso en el mundo keto. Son muchas las cosas que puedes hacer con ella. Y lo mejor es que es increíblemente baja en carbohidratos y calorías. Esto significa que puedes disfrutar de ella todo lo que quieras sin preocuparte por acumular kilos de más. Es un gran sustituto del arroz, el pan, la pasta y todos esos alimentos con alto contenido de carbohidratos que normalmente te impiden alcanzar la cetosis.

Pero, por supuesto, la coliflor no será la estrella de esta comida. Hemos reservado esa posición para los camarones con acompañamiento de rúcula que le da un sabor extra. A menos que seas alérgico, es probable que te vuelvas fanático de los camarones, ya que ofrecen una experiencia gastronómica única. Son diferentes a la mayoría de las otras proteínas que consumirías cada día. Además, son relativamente fáciles de conseguir y no son tan caros como otros mariscos de alta calidad, como la langosta.

Esta receta requerirá poco condimento y una cocción muy ligera para que los sabores naturales de los camarones brillen. Los camarones se condimentarán poco para que sean más interesantes. La rúcula y la coliflor están ahí para añadir un poco más de textura y complejidad a la comida. Por lo general, los diferentes perfiles de sabor de estos ingredientes suelen ser una experiencia gastronómica muy interesante.

Número de porciones: 4
Tiempo de preparación: 5 minutos
Tiempo de cocción: 20 minutos
Macros por porción:

- Grasa: 15 g
- Proteína: 24 g
- Carbohidratos: 12 g

Calorías totales por porción: 273 kcal
Ingredientes:

- 450 grs. de camarones pelados y desvenados
- 4 tazas de arroz de coliflor
- 4 tazas de rúcula bebé
- 1 taza de leche entera
- 3 dientes de ajo rebanados
- 1 cda. de mantequilla
- ½ taza de queso de cabra
- 2 cucharaditas de ajo en polvo
- 1 cda. de pimentón
- ½ cdita pimienta de cayena
- 2 cdas. de aceite de oliva
- sal y pimienta a gusto

Preparación:

- Coloca los camarones pelados en una bolsa plástica Ziploc grande.

● En un recipiente pequeño, coloca el pimentón, la pimienta de cayena y el ajo en polvo. Mezcla bien las tres especias. Agrega la mezcla de especias a la bolsa de camarones. Sella la bolsa de plástico y agítala para asegurarte de que los camarones estén bien cubiertos. Coloca la bolsa de plástico en el refrigerador.

● Prepara una olla mediana y ponla a fuego medio. Agrega la mantequilla y deja que se derrita. Luego, agrega el arroz de coliflor y cocina hasta que suelte la humedad. Esto debería tomar de 2 a 3 minutos.

● Vierte la mitad de la leche y deja hervir a fuego lento. Deja cocer a fuego lento de 6 a 8 minutos para que la coliflor absorba la leche.

● Añade el resto de la leche y deja cocer a fuego lento durante 10 minutos, o hasta que el líquido alcance una consistencia espesa y cremosa. Agrega el queso de cabra y agrega sal y pimienta a gusto.

● En una sartén grande, calienta el aceite de oliva a fuego medio. Agrega los dientes de ajo y cocina hasta que estén perfumados. Agrega la rúcula y cocina hasta que las hojas comiencen a marchitarse. Esto debería tomar de 3 a 4 minutos.

● Agrega sal y pimienta a gusto.

● Retira la bolsa de camarones del refrigerador y agrégala a la rúcula. Cocina y saltea los camarones 3 minutos más. Sazona con sal y pimienta.

● Para servir, usa la arenilla de coliflor como base de la fuente para servir. Gradualmente, agrega los camarones y la rúcula sobre el lecho de arenilla de coliflor.

¡A disfrutar!

Pimientos morrón rellenos de ensalada de pollo: una explosión de sabor

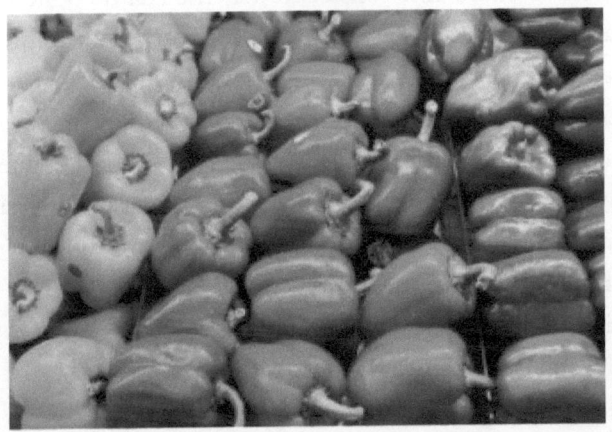

E

ste plato divertido y colorido puede ser una gran merienda o incluso una comida completa. Puede que no sea algo que comas a diario. Sin embargo, es un plato realmente único que puede ayudar a añadir un poco de vitalidad y emoción a tu plan de comidas. De hecho, es posible que te guste tanto que eventualmente lo agregues a tu menú diario. Esta ensalada de pollo está hecha con una base de yogur griego porque es keto-amigable. Pero todo el mundo sabe que la ensalada de pollo puede ser realmente insípida. Es por eso que esta receta se sirve en pimientos, para que las cosas sean un poco más sabrosas y excitantes.

Esta ensalada de pollo te ofrecerá un sabor agradable y cremoso con sólo un poco de picante. Si decides cocinarla en grandes cantidades, simplemente puedes tomar un poco de ensalada del refrigerador cuando necesites un bocadillo rápido o cuando no estés seguro de qué empacar para el almuerzo. Siempre es una manera agradable y saludable de mantenerse lleno y emocionalmente satisfecho. La ensalada de pollo en sí misma es increíble. El hecho de que se sirva en un pimiento es una ventaja. Con esta receta, no tendrás que cocinar nada. Puedes comprar todos los ingredientes disponibles en la tienda y combinarlos cuando llegues a casa. Para el pollo, puedes comprar un pollo asado entero en cualquier lugar que te resulte conveniente.

Número de porciones: 6
Tiempo de preparación: 5 minutos
Tiempo de cocción: 0 minutos
Macros por porción:

- Grasa: 3 g
- Proteína: 7 g
- Carbohidratos: 16 g

Calorías totales por porción: 116 kcal
Ingredientes:

- ⅔ taza de yogur griego
- 2 cdas. de mostaza Dijon
- 2 cdas. de vinagre de arroz sazonado
- carne de pollo asado en cubos
- ⅓ taza de perejil fresco
- 4 tallos de apio en rodajas
- 1 manojo de cebollines rebanados
- 1 pinta de tomates cherry cortados en cuartos

- ½ pepino
- 3 pimientos morrones, cortados por la mitad y sin semillas
- sal y pimienta a gusto

Preparación:

1. En un recipiente mediano, mezcla el yogur griego, el vinagre de arroz y la mostaza. Bate bien hasta que todos los ingredientes estén bien integrados. Agrega el perejil y sazona con sal y pimienta.
2. Agrega el pollo, el apio, los cebollines, los tomates y el pepino. Mezcla bien.
3. Coloca la ensalada de pollo en los pimientos morrones sin semillas.
4. Cubre con cebollines para adornar.

¡A disfrutar!

Tostadas francesas keto

Realmente no hay mucho que decir sobre esta receta, aparte del hecho de que es una tostada francesa con forma keto. Las tostadas francesas son un alimento reconfortante e indulgente que suele consumirse en el desayuno. Sin embargo, no debe haber nada que te impida comerlas en diferentes horarios del día. Para disfrutar de esta tostada francesa sin sentir culpa, debes optar por un pan paleo o keto que sea bajo en carbohidratos. Lo ideal es que este pan esté hecho con harina de almendras o de coco.

En cuanto a las coberturas, tienes una gran variedad de opciones a disposición. La receta en sí sugiere el uso de una cobertura a base de yogur. Sin embargo, no tienes que limitarte a ella. Puedes usar bayas si deseas añadir algo dulce a tu tostada. Aunque también puedes agregar elementos con textura, como coco rallado y nueces. Para endulzar tus tostadas francesas, puedes utilizar productos que compatibles con keto, como la stevia. La canela en polvo es también una opción muy popular.

Número de porciones: 2
Tiempo de preparación: 5 minutos
Tiempo de cocción: 15 minutos
Macros por porción:

- Grasa: 58 g
- Proteína: 29 g
- Carbohidratos: 17 g

Calorías totales por porción: 683 kcal
Ingredientes:

- 1 hogaza de pan keto o paleo-amigable (hecho de harina de almendras o de coco)

- 1 cda. de mantequilla

- ⅓ taza de yogur de coco

- 2 cucharaditas de stevia

- 1 cucharadita de extracto de vainilla

- Aderezos opcionales: coco rallado, cacao, bayas, nueces, etc.

Preparación:

- Prepara el pan paleo cortándolo en tres trozos iguales. Después, corta cada rebanada por la mitad, a lo largo. Deberías obtener seis rebanadas de pan.

- Prepara una sartén grande y colócala a fuego medio. Agrega mantequilla a la sartén y revuelve.

- Una vez que la sartén esté caliente, coloca dos rebanadas de pan en la sartén y cocina ambos lados hasta que alcancen un color marrón dorado.

- Mientras esperas a que termine el proceso de tostado, prepara un tazón mediano para la cobertura de yogur.

● Agrega el yogur de coco, la vainilla y la stevia al tazón. Bate el yogur hasta que empiece a espesar. Si deseas que el yogur quede un poco más dulce, añade stevia y extracto de vainilla a gusto.

● Para servir, coloca el pan tostado en la base del plato. Rellénalo con la mezcla de yogur y los ingredientes adicionales.

¡Que lo disfrutes!

Pollo y waffles: ideales para el alma keto

C

uando se habla de comida tradicional para el alma, puede resultar muy difícil tener una discusión que, de una u otra manera, no incluya pollo y waffles. Para los no iniciados, el pollo y los waffles pueden parecer una combinación extraña. Sin embargo, hay muchas cosas que suceden en este plato que funcionan. Toma el sabroso y reconfortante sabor del pollo frito que todos conocemos y combínalo con el sabor dulce, crujiente y esponjoso del waffle. Es una combinación que no debería funcionar, pero lo hace. De hecho, el plato de pollo y waffles tiene muchos seguidores. Pero de nuevo, y probablemente sepas a donde vamos con esto: no es keto.

En primer lugar, el empanado del pollo es increíblemente alto en carbohidratos. Y los waffles en sí son bolsas llenas de carbohidratos. Sin embargo, hay una manera de evitarlos. Con esta receta keto, puedes disfrutar de la comodidad de esta alimento tradicional para el alma sin dejar el estado de cetosis. Con algunos ajustes y alternativas clave, puedes recrear este plato clásico que seguramente te calentará el corazón y llenará tu estómago. Este manjar no sólo se verá increíble en un plato, sino que sabrá como nada que hayas comido en tu vida.

Número de porciones: 4

Tiempo de preparación: 5 minutos

Tiempo de cocción: 20 minutos

Macros por porción:

- Grasa: 32 g
- Proteína: 34 g
- Carbohidratos: 5 g

Calorías totales por porción: 453 kcal
Ingredientes:
Para los waffles:

- 2 cdas. de mantequilla derretida
- 3 huevos grandes con yemas y claras separadas
- ¼ taza de leche
- 1 taza de harina de almendras
- ½ cucharadita de sal
- 1 cucharadita de vainilla
- 1 cucharadita de eritritol

Para el pollo:

- 1 taza de suero de leche
- filetes de pechuga de pollo de tamaño mediano
- huevo grande
- ⅓ taza de harina de almendras
- aceite de coco para freír
- 1 cucharadita de pimentón
- ¼ cdita pimienta de cayena
- sal y pimienta a gusto

Preparación:

- Corta el pollo por la mitad a lo largo. Luego vuelve a corta las piezas por la mitad a lo largo.

Ahora deberías tener cuatro tiras de pechugas de pollo. Remoja el pollo en suero de leche toda la noche.

● Retira el pollo del suero de leche y sazona con sal, pimienta, pimentón y pimienta de cayena.

● En un tazón grande, bate un huevo grande y déjalo a un lado. En un recipiente aparte, mezcla la harina de almendras con sal y pimienta. Toma cada tira de pollo y cúbrela con huevo. Luego, cubre con la harina de almendras. Repite el proceso con dos capas de harina.

● Prepara una sartén grande y calienta un poco de aceite de oliva. Una vez que el aceite esté caliente, cocina rápido ambos lados de las tiras de pollo, hasta que la capa exterior comience a dorarse. Luego, coloca cada tira de pollo en una bandeja para hornear y cúbrela con una capa de papel de aluminio. Hornea el pollo a 350 grados F o 170 grados C durante 15 minutos.

● Mientras el pollo se cocina, precalienta la máquina de waffles. En un tazón grande, bate la yema de huevo, la leche, la mantequilla derretida, el eritritol y el extracto de vainilla.

● En un recipiente aparte, bate las claras de huevo con una batidora hasta que formen picos rígidos.

Luego, vierte con cuidado el huevo en la masa, añadiendo una mitad a la vez.

●

● Cubre o rocía la máquina de waffles con aceite o mantequilla y agrega la taza de la masa. Cocina cada waffle durante 6 minutos.

● Para servir, coloca los waffles en la base del plato. Cubre cada waffle con pollo. Agrega los ingredientes que desees: tocino, encurtidos y salsas que sean compatibles con keto.

¡Disfruta!

Sopa de coliflor al curry: reconfortante y saciante

N

o hay que irse por las ramas con este plato en particular. ¡Es realmente sabroso! Tiene un cierto sabor a nuez y mantequilla que se produce cuando las coliflores se asan correctamente. Es muy suave, pero también es increíblemente distinto. Pero lo mejor es la pasta de curry. Es lo suficientemente picante como para hacer que el plato sea interesante, pero no picante al punto de dominar todos los demás sabores del plato. La suavidad de la coliflor está diseñada para mezclarse bien con el poder del curry. Sin embargo, también hay otra capa para ese sabor. La leche de coco ofrece al plato de curry un sabor cremoso y rico que te dejará con ganas de más después de cada bocado.

Cuando pruebes esta sopa por primera vez, te resultará difícil creer que es saludable. Por la riqueza de su sabor, automáticamente pensarás que es un plato lleno de calorías innecesarias. Sin embargo, te alegrará saber que un solo tazón de esta sopa de coliflor tiene sólo 225 calorías y 14 gramos de carbohidratos.

En cuanto a la pasta de curry, siempre puedes optar por preparar una desde cero. Sin embargo, para ahorrar tiempo, puede ser mejor que comprar pasta de curry lista para usar. Y para la leche de coco, lo mejor sería que obtuvieras la variante de grasa entera de una lata. La cremosidad y el espesor de la leche de coco llena de grasa es lo que mejor iría en esta receta.

Número de porciones: 6

Tiempo de preparación: 10 minutos

Tiempo de cocción: 30 minutos

Macros por porción:

- Grasa: 18 g
- Proteína: 4 g
- Carbohidratos: 14 g

Calorías totales por porción: 224 kcal

Ingredientes:

- 1 cabeza de coliflor grande
- 1 cda. de aceite de oliva
- 110 grs. de pasta de curry rojo tailandés
- 1 cebolla mediana
- 4 tazas de caldo de verduras
- 400 grs. de leche de coco sin azúcar
- ¼ cucharadita de sal
- 1 cda. de jugo de limón
- cebollines en rodajas para adornar

Preparación:

1. Precalienta el horno a 400 grados F o 205 grados C.
2. Retira los ramilletes de la cabeza de la coliflor. Corta la cebolla en cuartos.
3. Coloca los ramilletes de coliflor y las rodajas de cebolla en una bandeja para horno forrada con papel de pergamino o papel manteca. Revuelve con aceite de oliva y hornea 20 minutos.
4. Prepara una licuadora o procesador de alimentos de

alta potencia y añade la coliflor y las cebollas. Agrega el caldo de verduras a la licuadora y pulsa hasta obtener una consistencia suave y cremosa.

5. Vierte el puré de la licuadora en una olla y coloca a fuego medio. Agrega la leche de coco, la sal, el jugo de limón y la pasta de curry. Revuelve bien la mezcla hasta que todos los ingredientes homogeinicen.

6. Cocina hasta que la sopa esté bien caliente. Sirve con cebollines rebanados como guarnición.

¡A disfrutar!

Pretzels keto: un favorito callejero en forma de keto

P

or su nombre, esta receta de pretzels keto puede no parecer tan atractiva, pero definitivamente tiene mucho sabor. Cuando piensas en los pretzels, puedes pensar en un montículo de masa retorcida frita o horneada. Por lo general, se consume con algún tipo de cobertura como queso crema o canela en polvo. Aunque un pretzel puede ser una opción conveniente y reconfortante para muchas personas que solo buscan comer algo, también puede ser mucho más que eso.

En primer lugar, dado que las galletas saladas son esencialmente pan retorcido, no sonketo-amigables. Sin embargo, esta receta va a reinventar el pretzel haciendo uso de ingredientes aptos para keto. Además, estos pretzels se fundirán con mucho queso delicioso. Con la harina de almendras como base, también disfrutarás de una textura única y distintiva que la harina regular nunca podrá replicar.

Ah, ¿mencionamos que hay queso involucrado?

Número de porciones: 8

Tiempo de preparación: 15 minutos

Tiempo de cocción: 15 minutos

Macros por porción:

- Grasa: 24 g
- Proteína: 18 g
- Carbohidratos: 8 g

Calorías totales por porción: 315 kcal
Ingredientes:

- 3 tazas de queso mozzarella rallado
- 3 huevos medianos
- 55 grs. de queso crema
- 2 tazas de harina de almendras
- 1 cda. de polvo de hornear
- 1 cda. de sal

Preparación:

1. Precalienta el horno a 400 grados F o 205 grados C.
2. Prepara una bandeja para hornear forrada con papel de pergamino.
3. En un recipiente mediano, vierte el polvo de hornear y la harina de almendras. Bate bien y reserva.
4. En un recipiente grande para microondas, mezcla el queso crema y la mozzarella. Coloca el queso crema en el fondo del recipiente con la mozzarella directamente encima. Quieres que la mozzarella esté más expuesta al calor del microondas.
5. Derrite el queso en el microondas durante 30 segundos. Saca el recipiente del microondas y revuelve. Vuelve a colocar el recipiente en el microondas y calienta otros 30 segundos. Repite este proceso una y otra vez hasta que el queso haya alcanzado una consistencia suave y cremosa. Ten mucho cuidado de no cocinar todo el queso de una sola vez porque correrías el riesgo de quemarlo.
6. El proceso de derretimiento del queso debe durar unos

2 minutos. Una vez que el queso se haya derretido por completo, pasa el queso a un procesador de alimentos. Añade la mezcla de harina junto con dos huevos. Pulsa el contenido del procesador a alta velocidad hasta que consigas una consistencia similar a la de una masa. Espera a que la masa se sienta pegajosa.

7. Envuelve una tabla de pastelería con plástico y asegúrate de que el envoltorio esté tenso. Para asegurarte de que la tabla no resbale y se deslice, envuelve también las partes inferiores de la misma. El envoltorio de plástico sirve para evitar que la masa se pegue a la tabla.

8. Divide la masa en 8 partes iguales. Enrolla la masa en cuerdas de 2,5 cms. de grosor.

9. Corta la masa con un cuchillo en trozos de 2 cms.. Si lo haces correctamente, debes terminar con 70 a 75 piezas de pretzels. Coloca las piezas en la bandeja para hornear que se preparaste anteriormente.

10. Coloca el huevo restante en un recipiente y bate. Servirá para cubrir los pretzels. Pincela la superficie de los pretzels con el huevo y sazona con sal a gusto.

11. Hornea los pretzels durante aproximadamente 12 minutos, o hasta que alcancen un color marrón dorado claro en el exterior. Después, hornea los pretzels otros 2 minutos para que las superficies queden crujientes. Ten mucho cuidado de no quemar los pretzels durante el proceso de asado.

12. Retira del horno y deja enfriar antes de servir.

¡A disfrutar!

Pastel keto: un toque moderno en un plato clásico

C

omer bajo en carbohidratos no sólo te anima a sentirte mejor contigo mismo, también te obliga a prestar mucha atención a lo que comes. Como resultado, es probable que disfrutes mucho más de las comidas que preparas. Cuando dedicas más tiempo y atención a la preparación de los alimentos que comes, es más probable que los alimentos tengan mejor sabor. El clásico pastel de pollo es un plato que no se ha reinventado de manera dramática desde su creación. Sin embargo, con el reciente auge de la dieta keto, existen varias recetas que proporcionan una versión ceto-amigable de este plato.

Sin vulnerar la capacidad de tu cuerpo para entrar en un estado de cetosis, esta receta de pastel de pollo bajo en carbohidratos tiene una galleta hojaldrada que se asemeja a la corteza real. Además, el relleno del pastel es cremoso y tiene ajo. Esto significa que obtienes todo el sabor de las recetas tradicionales del pastel de pollo que te encantan. También habrá zanahorias y guisantes en esta receta. Sin embargo, no contienen tantos carbohidratos como para preocuparte. De todos modos, si no te sientes cómodo comiendo estos alimentos, la receta funcionando sin ellos. Es importante notar que cada porción contiene sólo 6 gramos de carbohidratos.

Número de porciones: 8

Tiempo de preparación: 10 minutos

Tiempo de cocción: 15 minutos

Macros por porción:

- Grasa: 11 g
- Proteína: 24 g
- Carbohidratos: 6 g

Calorías totales por porción: 219 kcal

Ingredientes:

Para el relleno de pollo:

- 680 grs. de pechugas de pollo en cubos
- 110 grs. de cebollas amarillas finamente picadas
- ¼ taza de zanahorias finamente picadas
- ¼ taza de arvejas verdes frescas
- 1 cda. de mantequilla
- 1 diente de ajo machacado
- ½ cucharadita de tomillo seco
- 1 cda. de vinagre de vino blanco
- 1 taza de caldo de pollo bajo en sodio
- ½ taza de crema espesa
- sal y pimienta a gusto

Para la cobertura:

- 1 taza de harina de almendras fina
- 1 cda. de linaza molida
- ½ cucharadita goma xantana
- ¼ cucharadita de sal
- 1 cucharadita de polvo de hornear
- 2 cdas. de crema agria

- 2 cdas. de mantequilla
- 1 clara de huevo

Preparación:

▪ Precalienta el horno a 400 grados F o 205 grados C.

▪ Engrasa una bandeja para hornear redonda de 22 cms.

Para el relleno de pollo:

▪ Prepara una sartén grande y colócala a fuego medio-alto. Derrite la mantequilla en la sartén.

▪ Cuando la mantequilla esté completamente derretida, agrega el pollo cortado en dados y cocina. Revuelve el pollo de vez en cuando hasta que se doren todos los lados. No tienes que cocinarlo por completo todavía.

▪ Añade las cebollas y las zanahorias a la sartén. Sazona el contenido de la sartén con sal y pimienta. Baja el fuego a medio-bajo. Cocina el contenido de la sartén y revuelve de vez en cuando hasta que las cebollas comiencen a dorarse y caramelizarse. Añade el ajo y el tomillo. Cocina un minuto más.

▪ Revuelve el vinagre en la mezcla y espera a que se evapore sustancialmente.

- Sube el fuego a medio-alto y deja que el caldo hierva a fuego lento. Revuelve de vez en cuando. Después de unos 15-20 minutos, el caldo debe espesarse como resultado del calor y la agitación constante. Mientras el relleno hierve a fuego lento, prepara la cobertura de la galleta.

- Una vez que el caldo haya espesado por completo, agrega la crema espesa y los guisantes a la mezcla. Pon la mezcla a hervir a fuego lento y luego baja el fuego a bajo. Deja cocer a fuego lento hasta que el caldo tenga la consistencia de una salsa. Sazona con sal y pimienta si es necesario.

Para la cobertura:

● En un recipiente mediano, bate la harina de almendras, la goma xantana, el polvo de hornear, la linaza y la sal.

● Agrega la mantequilla a los ingredientes.

● En un recipiente pequeño, agrega la crema agria y la clara de huevo. Bate bien el contenido del tazón y luego vierte los ingredientes secos en el tazón.

● Recoge la mezcla en forma de bola y colócala sobre un trozo de papel de pergamino o papel manteca.

● Usando un rodillo espolvoreado con harina, enrolla la masa en un círculo de aproximadamente 20 centímetros de diámetro.

● Vierte el relleno de pollo en la bandeja para hornear ya preparada.

● Coloca suavemente la masa sobre el relleno de pollo.

● Hornea de 10 a 12 minutos, o hasta que la cobertura se haya dorado.

¡Disfruta!

Coles de Bruselas y tocino: vegetales con la bondad del tocino

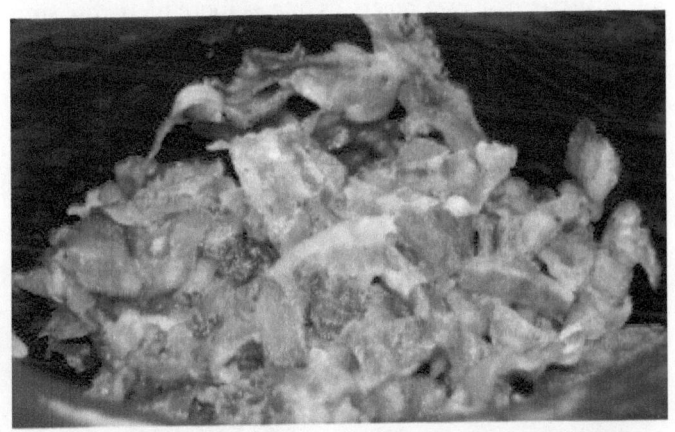

C

uando eras niño, probablemente tus mayores te hayan animado a comer verduras. Es probable que te hayan dicho que comer muchas verduras te ayudaría a ser más fuerte y saludable. Sin embargo, también sabías que comer comida chatarra era mucho más delicioso. Siempre te atraía el tarro de las galletas en vez del plato de coles de Bruselas tostadas. Sin embargo, ahora que eres mayor, probablemente te des cuenta de la importancia de comer de forma más saludable. Pero eso no quita el hecho de que las galletas saben mejor que las coles de Bruselas. No hay manera de que al contrario sea cierto.

O tal vez no estás cocinando bien las coles de Bruselas. Una vez más, la mejor manera de disfrutar de la comida que comes es siendo creativo con ella. Con esta receta, las coles de Bruselas ocuparán un lugar central. Y está garantizado que esta vez no tendrás que forzarte a comer tus verduras. En realidad, comerlas será un verdadero placer. El tocino sólo está ahí como una forma de incentivo adicional para que comas tus verduras. La mejor parte de esta receta es que es increíblemente simple y ceto-amigable.

Número de porciones: 4
Tiempo de preparación: 5 minutos
Tiempo de cocción: 20 minutos
Macros por porción:

- Grasa: 19 g
- Proteína: 6 g
- Carbohidratos: 11 g

Calorías totales por porción: 240 kcal
Ingredientes:

- 4 lonchas de tocino grueso
- 450 gramos de coles de Bruselas, cortadas por la mitad
- 3 cdas. de aceite de oliva virgen
- ¾ cucharadita de sal
- ¼ cucharadita de pimienta negra
- 2 cdas. de vinagre balsámico

Preparación:

1. Prepara una sartén grande para saltear y colócala a fuego medio. Deja que la sartén se caliente y añade el tocino. Fríe las lonchas de tocino de ambos lados hasta que estén firmes y crujientes.

2. Retira el tocino y colócalo sobre hojas de papel para eliminar el exceso de grasa. No tires la grasa que queda en la sartén.

3. Agrega aceite de oliva a la sartén, revuelve y deja que se mezcle con la grasa del tocino. Añade las coles de Bruselas y cocina un rato. Sazona con sal y pimienta negra a gusto.

4. Pasa a temperatura media-alta. Ordena todos los brotes en una sola capa. Deja que las coles de Bruselas se doren durante 4 minutos, o hasta que la parte inferior esté dorada. Voltea los brotes y deja que se doren hasta que el otro lado también esté dorado.

5. Mientras esperas a que los brotes se doren, corta las lonchas de tocino.

6. Añade el vinagre balsámico y el aceite de oliva a la sartén con las coles de Bruselas. Cocina por otros 2 minutos.

7. Agrega el tocino picado a la sartén y mezcla todo.

¡A disfrutar!

Pollo con sésamo: poder asiático al estilo keto

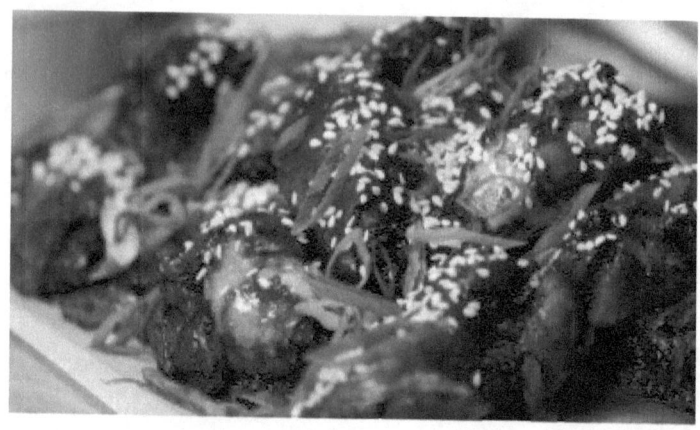

L

a cocina china es increíble. Hay una razón por la que la cocina china sigue siendo una de las más famosas del mundo. Independientemente de si se trata de comida china de alta calidad reservada para los ricos y acomodados o de *dumplings* (o empanadas) que se pueden encontrar en el centro del barrio chino. Hay una oferta específica para todos. La cocina china es rica y vasta en su historia. No es tan difícil ver por qué a tanta gente le encanta. También es la razón por la que los restaurantes chinos parecen brotar en todas partes, constantemente. Cualquier ciudad moderna en cualquier parte del mundo está obligada a tener un restaurante chino cada pocas cuadras .

Sin embargo, la comida china ha tenido mala reputación en la industria de la salud y el bienestar. Por un lado, la mayoría de los platos chinos contienen glutamato monosódico, que es increíblemente alto en sodio. Además, muchos platos chinos están cargados de azúcar y soja. Parte de lo que hace que la comida china sea tan deliciosa es la abundancia de sabores que provienen de muchos ingredientes diferentes. Sin embargo, complacerse con la comida china puede ser muy fácil. Por eso es importante asegurarse de que el consumo de comida china sea mínimo.

Pero cuando tienes un antojo, no hay nada que hacer, tienes un antojo. Afortunadamente, existen recetas como esta, que están diseñadas para satisfacer esos antojos sin tener que violar los principios de tu dieta. Esta receta en particular se centrará en un plato chino clásico: el pollo al sésamo. Una gran adición a cualquier mesa, este plato picante y sabroso será todo un éxito.

Número de porciones: 2

Tiempo de preparación: 15 minutos

Tiempo de cocción: 15 minutos

Macros por porción:

1. Grasa: 36 g
2. Proteínas: 45 g
3. Carbohidratos: 4 g

Calorías totales por porción: 520 kcal

Ingredientes:

Para el pollo:

1. 1 huevo
2. 1 cda. de polvo de arrurruz (o maicena)
3. 450 grs. de carne de muslo de pollo
4. 1 cda. de aceite de sésamo tostado
5. sal y pimienta a gusto

Para la salsa de sésamo:

1. 2 cdas. de salsa de soja
2. 1 cda. de aceite de sésamo tostado
3. 1 cda. de vinagre
4. 2 cdas. de edulcorante Sukrin Gold (o sustituto)
5. 1 cm cúbico de jengibre
6. 1 diente de ajo
7. 2 cdas. de semillas de sésamo
8. ¼ cdita de goma xantana

Preparación:

● Para la masa, prepara un tazón grande y mezcla un huevo grande con una cucharada de polvo de arrurruz.

● Bate bien la mezcla y añade trozos de carne de muslo de pollo del tamaño de un bocado. Asegúrate de que todos los trozos de pollo queden bien cubiertos.

● En una sartén grande, calienta una cucharada de aceite de sésamo. Lentamente, agrega los muslos de pollo a la sartén mientras te aseguras de que quede espacio entre las piezas. Si es necesario, cocínalos por separado.

● Ten cuidado al voltear el pollo: asegúrate de que el empanado no se separe de la pieza.

- Mientras la carne de pollo se cocina, prepara la salsa de sésamo.

- Combina todos los ingredientes de la salsa en un tazón y mezcla bien.

- Una vez que el pollo esté cocido (aproximadamente 10 minutos), agrega la salsa de sésamo a la sartén y cocina otros 5 minutos.

- Cuando el pollo listo, sírvelo sobre una cama de brócoli al vapor. Adorna con semillas de sésamo y cebolla verde.

¡Disfruta!

Revuelto de tofu y curry: un desayuno suculento y energético

Este es un gran desayuno que puedes preparar en 30 minutos. Si eres de las personas que buscan comenzar el día con una dosis saludable de proteínas, esta es definitivamente la receta para ti. Sabes que no serás menospreciado con el sabor de este plato. Los diferentes sabores que obtienes de los hongos, los pimientos y las cebollas definitivamente harán de este plato una opción ideal para tu comida matutina.

Poder romper el ayuno por la mañana con un plato lleno de proteínas y bajo en carbohidratos es una sensación muy refrescante. Ah, este plato no contiene gluten y es vegano. Es por eso que es ideal para las personas que hacen dietas híbridas keto-veganas que extrañan comer huevos revueltos por la mañana. Este plato es igual de bueno y saludable.

A veces, el tofu puede ser muy difícil de tratar. Por eso hay que recordar algunas cosas antes de probar suerte con este plato. Debes presionar el tofu de antemano. Es importante drenes toda el agua del tofu para que no terminar con un revuelto húmedo y espumoso. Además, cuando condimentes, trata de agregar las especias directamente sobre el tofu. El tofu es un gran receptor y absorbente de especias. Para maximizar el sabor, trata de aprovechar al máximo las especias que tienes allí.

Número de porciones: 4
Tiempo de preparación: 10 minutos
Tiempo de cocción: 20 minutos
Macros por porción:

1. Grasa: 5 g
2. Proteína: 11 g
3. Carbohidratos: 9 g

Calorías totales por porción: 119 kcal

Ingredientes:

Para el revuelto de tofu:

1. 1 bloque de tofu orgánico firme, prensado y escurrido
2. ½ cebolla mediana, cortada en dados
3. 1 pimiento rojo grande, cortado en cubitos
4. 170 grs. de champiñones rebanados
5. 3 cdas. de caldo vegetal bajo en sodio
6. 3 tazas de verduras picadas (col rizada, espinaca, rúcula, etc.)

Para el condimento de curry:

1. ½ cucharadita de curry en polvo
2. ½ cucharadita de ajo en polvo
3. ½ cucharadita de comino
4. ¼ cdita. páprika
5. ¼ cdita. cilantro
6. ¼ cdita. cúrcuma
7. ¼ cdita. garam masala
8. ¼ cucharadita de sal
9. 1 cda. de agua

¡A disfrutar!

Hamburguesas de wasabi de salmón bajas en carbohidratos: un festín de proteínas con un toque de especias

Si eres amante de la comida picante y el pescado, entonces vas a adorar esta versión de la hamburguesa de wasabi de salmón. Sin dudas, disfrutarás del aroma fuerte del wasabi y el jengibre que se entrecruzan y sobrecargan tus sentidos. Por supuesto, la estrella de la comida es la proteína: el salmón. Sin embargo, puedes sustituir el salmón con carne de res o pollo si es lo que más te gusta. En realidad, el wasabi es sólo un detonador que hará que quieras tomar bocado tras bocado.

También debe mencionarse que estas hamburguesas no necesitan panecillos para que las disfrutes. Es por eso que son seguras para una dieta keto. Sin embargo, también puedes buscar recetas keto que te enseñen a hacer bollos aptos para keto, si eres una de esas personas que piensan que comer hamburguesas sin bollos es un sacrilegio. Si no eres una de esas personas, no dudes en disfrutar de estas hamburguesas con un acompañamiento de verduras o arroz de coliflor.

Es posible que también tengas el hábito de rociar tus hamburguesas con todo tipo de aderezos como kétchup, mayonesa o mostaza. También eres libre de hacerlo con esta hamburguesa. Aunque no es necesario. Las hamburguesas en sí ya tienen mucho sabor y sería una pena ahogar todo ese sabor con kétchup. Si invitas a algunos amigos a cenar, este plato será un gran regalo para ellos, dado que es poco probable que lo hayan probado antes.

Número de porciones: 4

Tiempo de preparación: 5 minutos
Tiempo de cocción: 10 minutos
Macros por porción:

- Grasa: 12 g
- Proteína: 29 g
- Carbohidratos: 4 g

Calorías totales por porción: 320 kcal
Ingredientes:

- 450 grs. de filetes de salmón sin piel
- 1 cda. de agua
- 1 cda. de jengibre recién pelado y picado
- ¼ taza de cilantro picado
- ¼ taza de cebollines picados
- 2 huevos grandes
- 1 cda. de jugo de lima
- ½ taza de harina de almendras blanqueada
- 1 cucharadita de sal marina
- ¼ taza de polvo de wasabi
- aceite de coco para freír

Preparación:

- Enjuaga el salmón y sécalo con una hoja de papel.

- Corta el salmón en cubos de un cuarto de 2,5 cms. cada uno.

● En un tazón grande, coloca el salmón, los huevos, el cilantro, el jugo de lima, los cebollines, la harina de almendras y la sal marina.

● En un recipiente pequeño, mezcla el polvo de wasabi y el agua para formar la pasta de wasabi.

● Mezcla la pasta de wasabi con la mezcla de salmón.

● Da a la masa forma de hamburguesas de 5 cms. de diámetro.

● Coloca una sartén mediana a fuego medio-alto y calienta el aceite.

● Saltea las hamburguesas hasta que la superficie se vea dorada. Debería tomar entre 6 y 8 minutos por lado.

● Sirve con ensalada verde o vegetales.

¡Que las disfrutes!

Macarrones de coliflor con queso: comida keto reconfortante e indulgente

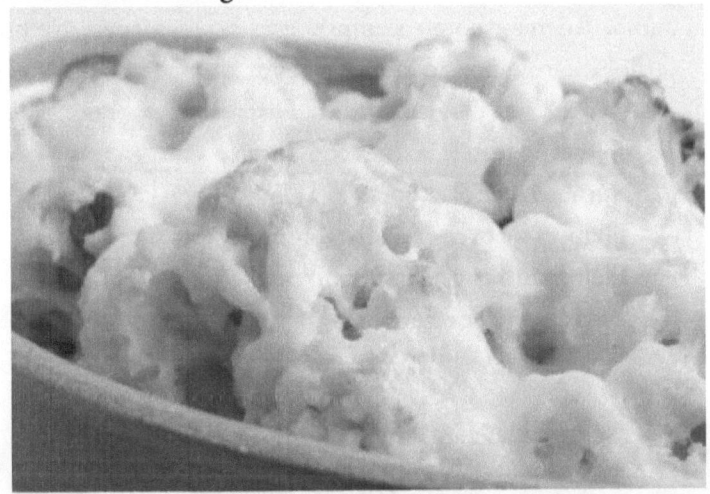

¿A quién no le gustan los macarrones con queso? Probablemente sea una de las comidas más queridas del mundo, para ser honestos. Incluso si comes macarrones con queso procesados de una caja, aun así te las arreglas para dar en el blanco. Pero por supuesto, no usaremos nada de eso para esta receta en particular. En primer lugar, los macarrones con queso que vienen en cajas están llenos de conservantes y sodio no deseados. Además, los macarrones con queso tienen demasiados carbohidratos. Estos carbohidratos definitivamente serían suficientes para evitar que entres en un estado de cetosis durante todo un día.

Para esta receta, reemplazaremos los macarrones por coliflor, el alimento keto-maravilla. Si has leído la totalidad de este libro de cocina, sabrás que la coliflor es un gran sustituto del arroz. Pero ahora estás a punto de aprender que también puede ser un gran sustituto de los macarrones. Esta receta keto de macarrones con queso sabrá tan bien que no podrás distinguir entre esta receta y los tradicionales macarrones con queso. Además, como siempre, esta receta tiene muy pocos carbohidratos, por lo que no tendrás que preocuparte por arruinar tu dieta con tus antojos. Disfruta una porción caliente de esta receta de macarrones con queso.

Número de porciones: 4
Tiempo de preparación: 5 minutos
Tiempo de cocción: 20 minutos
Macros por porción:

- Grasa: 23 g
- Proteína: 11 g
- Carbohidratos: 12 g

Calorías totales por porción: 294 kcal
Ingredientes:

- 1 cabeza entera de coliflor, cortada en ramilletes más pequeños
- 3 cdas. de mantequilla
- ¼ taza de crema entera
- 1 taza de queso crema rallado
- ¼ taza de leche de almendras sin azúcar
- sal y pimienta a gusto

Preparación:

- Precalienta el horno a 450 grados F o 230 grados C y prepara una bandeja para hornear forrada con papel de pergamino o papel manteca.

• Derrite 2 cucharadas de mantequilla sobre la estufa. Pasa la mantequilla derretida a un recipiente.

• Toma los ramilletes de coliflor y colócalos en un recipiente con la mantequilla derretida, sal y pimienta.

• Coloca la coliflor encima de la bandeja de hornear y asa aproximadamente 15 minutos, o hasta que empiece a estar crujiente.

• Agrega el queso rallado, la leche y la crema en una olla y calienta encima de la estufa a fuego medio-alto. Si lo deseas, también puedes utilizar un microondas para este paso.

●

● Calienta la mezcla hasta que alcance una consistencia suave y burbujeante. Ten mucho cuidado de no cocinar demasiado el queso: que no se queme ni empiece a dorarse.

● Agrega la coliflor a la mezcla de queso y sirve caliente.

¡A disfrutar!

Salmón al horno con mantequilla de ajo: la bondad de la mantequilla de ajo en menos de 30 minutos

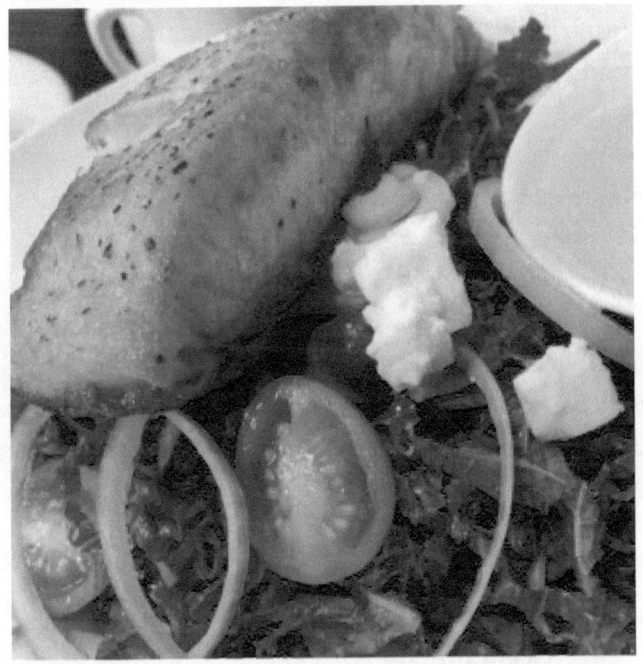

E

l pescado siempre será una de las mejores fuentes de proteína que puedas tener. Por ser increíblemente alto en proteínas, puede ayudar a construir y reparar los músculos. Al mismo tiempo, es muy bajo en calorías y grasas no deseadas, lo que significa que no tendrás que preocuparte por comer demasiado. Además, el pescado tiene muchos ácidos grasos omega-3 que pueden ayudar al sistema inmunológico y fortalecer los músculos y las articulaciones.

Cuando se trata de pescado, hay pocas cosas mejores que un salmón bien cocido empapado en salsa de mantequilla de ajo. Es un plato lleno de mucho sabor bastante simple de preparar. Obtienes todos los beneficios nutricionales de comer pescado al tiempo que disfrutas de la sabrosa experiencia de consumir un delicioso trozo de salmón. Esta receta está diseñada para que la comas en menos de 30 minutos. Así que, siempre que tengas poco tiempo y mucha hambre, esta receta será perfecta para ti.

También puedes intentar hacer este plato en grandes cantidades, solo es cuestión de recalentar el salmón cada vez que sientas hambre. Dado que el salmón es una fuente saludable de proteínas, nunca será una experiencia culposa. No necesitas carbohidratos para sentirte satisfecho y feliz con lo que comes. Esta receta de salmón es prueba de ello.

Número de porciones: 4

Tiempo de preparación: 5 minutos

Tiempo de cocción: 22 minutos

Macros por porción:

- Grasa: 24 g
- Proteína: 37 g
- Carbohidratos: 6 g

Calorías totales por porción: 450 kcal

Ingredientes:

- 680 grs. de filetes de salmón cortados en 4 partes iguales

- ¼ taza de mantequilla
- 3 dientes de ajo picados
- 2 cucharadas de perejil picado
- 1 cucharadita de cáscara de limón
- 450 grs. de ramilletes de coliflor
- rodajas de limón
- sal y pimienta a gusto

Preparación:

1. Precalienta el horno a 400 grados F o 205 grados C.
2. Prepara una bandeja para hornear y coloca 2 cucharadas de mantequilla sobre ella. Coloca la bandeja para hornear en el horno mientras se precalienta.
3. Toma el resto de la mantequilla y deja que se derrita en el microondas, o colócala en la estufa unos segundos. Asegúrate de no quemar la mantequilla.
4. En un tazón pequeño, bate la mantequilla derretida, el perejil, el ajo y la ralladura de limón.
5. Retira la bandeja del horno y coloca la coliflor. Sazona con sal y pimienta a gusto. Hornea durante 10 minutos.
6. Retira la bandeja del horno una vez más y acomoda los ramilletes para hacer espacio para los filetes de salmón. Sazona los filetes con mantequilla de ajo, sal y pimienta a gusto.
7. Hornea el pescado otros 10 a 12 minutos, o hasta que la carne se vuelva ligeramente opaca. El tiempo de cocción depende del espesor del filete.

8. Sirve el salmón caliente con rodajas de limón para darle más sabor.

¡A disfrutar!

Sopa de tocino y camarones: un tazón cremoso de calidez y felicidad

S

i quieres hablar sobre comida reconfortante, entonces debes incluir un buen tazón de sopa en la discusión. Naturalmente, existe una razón por la que siempre servimos sopa a nuestros seres queridos que están enfermos o se sienten mal. Es fácil. Es conveniente. Es saciante. Es realmente difícil equivocarse con un buen tazón de sopa, especialmente cuando no estás preparado para comer algo demasiado pesado o complicado. Por eso, esta receta es la que mejor se adapta a tus necesidades.

Por muy simple que sea de hacer, hay muchos sabores y texturas que harán que el plato sea interesante para comer. Con camarones y tocino como base, esta receta está llena de proteínas. El condimento Cajún agregado también le dará un toque de sabor extra al plato. Sin embargo, ten cuidado y agrega condimento Cajún sin sal. De lo contrario, no agregues sal a la receta después. Prepárate para que la sopa baile en tus papilas gustativas antes de tomar tu próxima cucharada.

A menudo, la sopa de pescado se sirve en grandes tazones con pan. Pero necesitamos asegurarnos de que esta sopa de pescado sea keto, por lo que tendrás que conformarte con tazones regulares. Además, todos los ingredientes de esta receta son compatibles con keto, por lo que no tendrás que castigarte por comerla. Además, si la preparas en grandes cantidades, siempre puedes refrigerar las sobras y recalentarlas para cuando busques un bocadillo rápido.

Número de porciones: 6
Tiempo de preparación: 5 minutos
Tiempo de cocción: 25 minutos
Macros por porción:

- Grasa: 32 g
- Proteína: 16,5 g
- Carbohidratos: 5,5 g

Calorías totales por porción: 390 kcal
Ingredientes:

- 6 lonchas de tocino grueso picado
- 450 grs. de camarones pelados y desvenados
- 2 tazas de caldo de pollo
- 1 nabo mediano, cortado en cubos de 1,25 cms.
- ½ taza de cebolla picada
- 1 taza de crema espesa
- ½ cdita condimento Cajún
- sal y pimienta a gusto
- perejil picado (para adornar)

●

Preparación:

1. Prepara una sartén grande y colócala a fuego medio. Coloca el tocino picado en la sartén y cocina hasta que esté crujiente. Una vez que el tocino haya terminado de cocinarse, retíralo de la sartén y colócalo en un plato forrado con una hoja de papel. No quites la grasa de tocino sobrante de la sartén.

2. Sobre la grasa de tocino aún caliente, agrega el nabo picado y la cebolla a la sartén. Saltea hasta que las cebollas estén tiernas. Debería tomar unos 5 minutos, más o menos. Agrega el ajo a la sartén y cocina otro minuto, o hasta se esté fragante. Vierte el caldo de pollo en la sartén y deja cocer a fuego lento durante 10 minutos. El proceso de cocción a fuego lento debe ablandar el nabo.

3. Una vez que el nabo esté blando, agrega la crema a la sartén, junto con los camarones. Cocina a fuego lento hasta que los camarones adquieran un color rosado o anaranjado. Debería tomar unos 3 minutos, más o menos. Sazona con condimento Cajún, sal y pimienta.

4. Adorna los camarones con el tocino picado y el perejil al momento de servir.

¡Que lo disfrutes!

Ensalada en frasco: un almuerzo saludable y abundante para una persona en movimiento

A

veces, simplemente no quieres tener que pensar en qué comer cuando tienes hambre. Imagínate despertar tarde para ir a trabajar por la mañana. Sabes que tienes tiempo limitado para prepararte para el día largo que te espera. Sin embargo, también sabes que necesitas estar satisfecho al mediodía para evitar comer en exceso durante la última parte del día. Con esto, terminas buscando algo que sea rápido y fácil de hacer. Además, sería muy útil que este fuera un plato que pudieras llevar contigo; un tipo de comida que puedes comer mientras estás en movimiento. Aquí es donde esta receta entra en juego. El frasco de ensalada es perfecto para el comensal sano que sólo quiere una manera rápida, fácil y conveniente de comer mientras se mantiene móvil, activo y puntual.

Otra gran cosa acerca de esta receta es lo flexible que es. Para esta receta en particular, utilizarás un delicioso pollo asado como proteína. De todos modos, siempre puedes sustituirlo por cualquier fuente de proteína que te guste. También puedes utilizar atún en escamas, salmón ahumado, camarones a la parrilla, cerdo desmenuzado o cualquier otra cosa que se te ocurra. Las posibilidades son infinitas. La diversidad y la variación son aspectos importantes de un plato como éste para no aburrirse con la dieta. Mezcla las cosas de vez en cuando para que no sean repetitivas y predecibles. Además de diversificar el uso de las proteínas principales, también puedes incorporar nueces, cubos de queso y semillas al plato para obtener otra capa de complejidad.

Número de porciones: 1 porción o 1 frasco

Tiempo de preparación: 5 minutos

Tiempo de cocción: 0 minutos

Macros por porción:

- Grasa: 84 g
- Proteína: 75 g
- Carbohidratos: 11 g

Calorías totales por porción: 1133 kcal

Ingredientes:

- 115 grs. de pollo asado, desmenuzado

- 30 grs. de verduras de hoja verde (espinaca, lechuga, repollo, col rizada)

- ½ cebollín, cortado en rodajas

- 1 aguacate mediano

- 30 grs. de pimientos rojos

- 30 grs. de tomates cherry

- ¼ taza de mayonesa o aceite de oliva virgen extra

- 1 zanahoria

Preparación:

1. Tritura o pica todas las verduras a mano o con una máquina.

2. Pon una capa base de verduras en el fondo del frasco.

3. Las capas subsiguientes dependen de ti. Sin embargo, el orden sugerido es el siguiente: cebollines, zanahorias, aguacates, pimientos y tomates.

4. Añade la proteína encima de todas las capas de verduras.

5. Cubre el frasco con mayonesa o aceite de oliva según tu preferencia.

¡A disfrutar!

Quesadillas de pollo keto: ¡Déjate iluminar con estas quesadillas de pollo!

C omo ya se ha establecido en nuestra receta de tacos de carne keto, puede ser muy difícil resistirse a un delicioso plato mexicano. De alguna manera, incluso cuando comes un taco o un burrito, sigue estando bien. Eso es porque puede ser muy difícil equivocarse con la carne y el queso. En gran parte, este es un combo que funciona siempre, independientemente de lo que elijas hacer con él. Por eso también será muy fácil para ti preparar esta receta. Volveremos a la probada combinación de carne y queso para ofrecerte una experiencia gastronómica que reconfortante y acogedora.

Tradicionalmente, las quesadillas están cargadas de carbohidratos debido a las tortillas que se usan para hacerlas. Por lo general, estas tortillas emparedan alguna mezcla de queso y algún tipo de proteína, como carne de res, pollo o cerdo. Estas quesadillas se disfrutan con queso y un poco de salsa de tomate que le agregue sabor. Sin embargo, no usaremos las tortillas típicas para esta receta. En vez de usar tortillas de harina, puedes usar alternativas para las cortezas que son amigables con keto, como almendras, calabacín o coliflor. Es importante que puedas permanecer en cetosis incluso si te das el gusto de comer tus bocadillos mexicanos favoritos. Aquí tienes una quesadilla de pollo mexicano rápida y fácil que puedes preparar mientras duermes. Es perfecta para cuando tienes un antojo que no desaparece incluso cuando tratas de seguir una dieta keto estricta.

Número de porciones: 4

Tiempo de preparación: 15 minutos

Tiempo de cocción: 20 minutos

Macros por porción:

- Grasa: 26 g
- Proteína: 29 g
- Carbohidratos: 5 g

Calorías totales por porción: 410 kcal

Ingredientes:

- 2 filetes de muslo de pollo, cortados en trozos de 12,5 cms.
- 2 cortezas ceto-amigables
- 1 cucharada de condimento para tacos
- 2 cebollas verdes medianas, cortadas en rodajas finas
- ½ Pimiento morrón verde mediano, cortado en trozos de 12,5 cms.
- 1 ½ tazas de queso cheddar rallado
- 2 cucharadas de aceite de aguacate
- sal y pimienta a gusto

Preparación:

1. Prepara una sartén grande y colócala a fuego medio. Añade una cucharada de aceite de aguacate a la sartén y calienta. No dejes que se caliente demasiado ni empiece a humear.

2. Agrega el pollo a la sartén y deja que se cocine por completo. Esto debería tomar unos 5 minutos más o menos. Espolvorea el pollo con el condimento para tacos y mezcla.

3. Agrega el pimiento y las cebollas a la olla y revuelve bien. Cocina de 3 a 5 minutos, o hasta que las verduras estén tiernas.

4. Pasa el pollo y los vegetales a un tazón grande y deja a un lado. Limpia la sartén con una hoja de papel. Añade otra media cucharada de aceite de oliva y reduce el fuego a medio-bajo.

5. Agrega una corteza de pizza a la sartén y rocía con ½ taza de queso. Toma la mitad del relleno de pollo y extiéndelo sobre el queso. Rocía otra ¼ taza de queso a encima del pollo y cúbrelo con la segunda capa de masa de pizza.

6. Cubre la sartén y cocina hasta que el queso se haya derretido por completo y el fondo de la corteza se haya dorado. Debería tomar de 2 a 4 minutos. Voltea con cuidado y cocina el otro lado 2 minutos. Retira la corteza de la sartén y deja que se enfríe un poco antes de rebanar.

7. Repite el proceso con el resto de las costras y el relleno.

¡Que lo disfrutes!

Tortilla de queso para el desayuno: un comienzo de día con sabor a queso

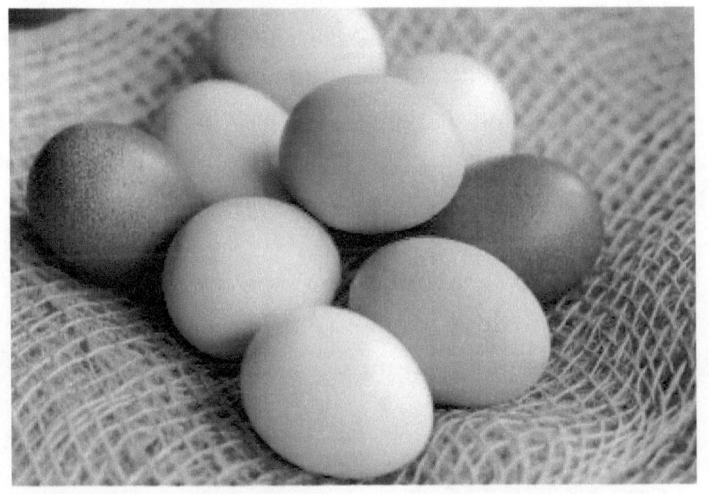

D

icen que el desayuno es la comida más importante del día. Y no es tan difícil entender por qué. Deseas poder comenzar tu día sintiéndote renovado y energizado. Por eso que es esencial que obtengas todos los nutrientes necesarios para ayudarte a controlar el resto del día. Cuando no empiezas el día sintiéndote bien, puedes entender cómo será el resto del día. ¡Nunca subestimes el poder del desayuno! Muchas personas que hacen dietas aburridas y sosas se conforman con huevos hervidos y un pedazo de pan tostado. No es que haya nada de malo si encuentras esa comida agradable, pero debes saber que siempre habrá espacio para otras opciones.

Esta receta alegre y deliciosa de tortilla de desayuno con queso es perfecta para los practicantes de keto, porque no quiebra la cetosis y contiene una gran cantidad de grasas y proteínas saludables que te ayudan a mantenerte satisfecho y energizado. Además, es bastante fácil de hacer. Por lo tanto, siempre que te levantes por la mañana y no estés de humor para hacer algo demasiado complicado, puedes contar con esta receta. Los huevos contienen muchos antioxidantes, grasas saludables y proteínas que te hacen sentir fuerte, y el queso será una gran fuente de placer para cualquiera.

Número de porciones: 2

Tiempo de preparación: 2 minutos

Tiempo de cocción: 4 a 6 minutos

Macros por porción:

- Grasa: 80 g
- Proteína: 40 g
- Carbohidratos: 4 g

Calorías totales por porción: 900 kcal

Ingredientes:

- 6 huevos medianos
- 200 grs. de queso cheddar rallado
- 85 grs. de mantequilla a temperatura ambiente
- sal y pimienta a gusto

Preparación:

1. Rompe los huevos en un tazón grande y bate hasta que queden espumosos. Agrega la mitad del queso

cheddar preparado al tazón y mezcla con el huevo hasta que se distribuya uniformemente.

2. Coloca una sartén a fuego medio-bajo y derrite la mantequilla. Unta la mantequilla de manera uniforme hasta cubrir toda la superficie. Lentamente, agrega los huevos en la sartén y revuelve continuamente mientras se cocinan. Una vez que el fondo de los huevos se haya dorado y endurecido, agrega el resto del queso.

3. Dobla el huevo para emparedar el queso. Cocina unos segundos más para que el queso se derrita.

4. Sazona con sal y pimienta.

¡A disfrutar!

Hamburguesas de atún keto: ¡una comida estupenda!

C

uando se trata de comida saludable, una buena porción de atún enlatado es ideal para las personas que sólo quieren una fuente de proteína accesible y conveniente. Sin embargo, afrontemos la verdad, el atún puede ser soso si no se cocina bien. Muchas personas se apresuran a tirar el atún en una sartén, añadir algunas especias y comerlo. Aunque eso está bien, también puede ser aburrido. Muy pronto terminarás cansado del atún y querrás volver a otras fuentes de proteína. Afortunadamente, esta receta busca agitar un poco las cosas. Cuando pruebas esta versión increíble de hamburguesas, descubrirás que el atún enlatado no siempre tiene que ser un alimento aburrido.

Son tan deliciosas que tus hijos no tendrán problemas para comer pescado. El atún es una gran fuente de proteínas magras y ácidos grasos omega-3. Esto significa que esta es una receta ideal para cenas familiares y reuniones. Además, es perfecta para los practicantes de keto porque las hamburguesas sólo tienen 2 gramos de carbohidratos por porción. Añade el sabor extra del limón y el eneldo para hacer de este plato un nuevo favorito para todos. Incluso si no eres un gran fanático del atún como proteína, siempre puedes tomar esta receta y sustituir el atún por pollo cocido desmenuzado. Todo funciona igual.

Número de porciones: 8 hamburguesas
Tiempo de preparación: 10 minutos

Tiempo de cocción: 10 minutos

Macros por porción:

- Grasa: 14 g
- Proteína: 22 g
- Carbohidratos: 2 g

Calorías totales por porción: 215 kcal

Ingredientes:

- 560 grs. de atún en lata, escurrido
- ⅓ taza de harina de almendras
- 2 cucharadas de eneldo fresco picado
- 2 cebollas verdes medianas, picadas
- 1 cucharada de cáscara de limón
- ¼ taza de mayonesa
- 1 huevo grande
- 2 cucharadas de aceite de aguacate
- 1 cucharada de jugo de limón
- sal y pimienta a gusto

Preparación:

1. En un recipiente grande, mezcla todos los ingredientes excepto el aceite de aguacate. Revuelve bien hasta que formar una mezcla homogénea. Luego divide la mezcla en 8 partes iguales y forma hamburguesas de 2 cms. de grosor.
2. Prepara una sartén grande y colócala a fuego medio. Añade el aceite de aguacate y deja que se caliente hasta que empiece a hervir. Agrega la mitad de las

hamburguesas de atún y cocina hasta que estén doradas. Asegúrate de que las hamburguesas no entren en contacto entre sí. Una vez que la parte inferior de las hamburguesas esté dorada, voltéalas y repite el proceso del otro lado. Debería tomar de 3 a 4 minutos por lado.

3. Retira las hamburguesas y colócalas sobre un plato forrado con una hoja de papel que absorba el exceso de aceite. Repite el proceso con las hamburguesas restantes.

4. Cubre las hamburguesas con limón y mayonesa como guarnición.

¡A disfrutar!

Huevos rellenos: una delicia para el que sigue la dieta Keto

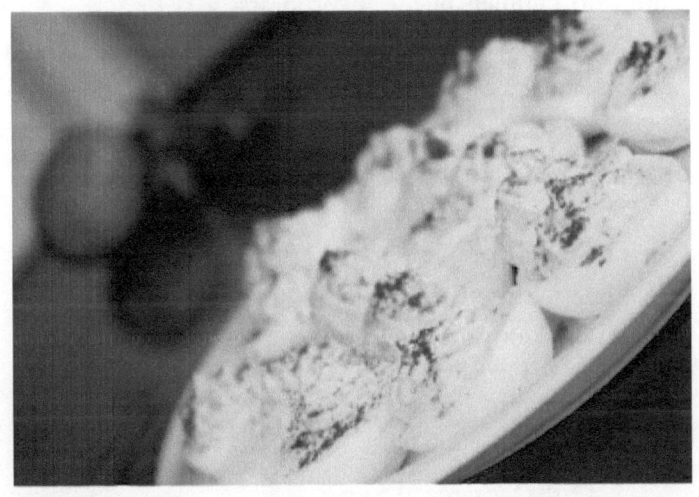

S

ea que sólo desees tomar un bocadillo delicioso preparado en casa para cuando tengas hambre u organizar una fiesta para tus amigos, esta receta te será muy útil. Los huevos rellenos serán siempre una comida destacada en cualquier reunión o fiesta. Son interesantes de ver, y también sabrosos. Por supuesto, esta variante keto ofrecerá todo ese gran sabor sin ninguno de los carbohidratos no deseados que pueden sacarte de tu estado de cetosis. A veces, lo único que quieres es poder ir hasta el refrgigerador y comer algo rápido sin tener que preparar nada. Estos huevos rellenos son excelentes para ese momento. Después de prepararlos, puedes dejarlos en ella refrigerador para cuando tengas hambre en el futuro. También son ideales para aperitivos en cenas y reuniones sociales.

Por supuesto, la base de esta receta serán los huevos. Pero los huevos por sí solos pueden volverse sosos y aburridos. Es por eso que una proteína como los camarones pelados o el salmón ahumado también puede incorporarse a la mezcla. Para esta receta en particular, utilizaremos camarones pelados. Agrega una pizca de tabasco a cada huevo relleno para darle más sabor y complejidad al plato. Pero, ¿y la mejor parte? Aportan menos de 1 gramo de carbohidratos por porción.

Número de porciones: 4
Tiempo de preparación: 5 minutos
Tiempo de cocción: 10 minutos
Macros por porción:

- Grasa: 15 g
- Proteína: 7 g
- Carbohidratos: 0,5 g

Calorías totales por porción: 163 kcal
Ingredientes:

- 4 huevos medianos
- 1 cucharadita de salsa picante de tabasco
- ¼ taza de mayonesa
- 8 piezas de camarones cocidos y pelados
- Eneldo fresco
- sal y pimienta a gusto

Preparación:

1. Comienza colocando todos los huevos en una olla grande. Agrega suficiente agua hasta que todos los

huevos queden sumergidos, y cubre la olla. Pon la olla a fuego medio y lleva el agua a ebullición.

2. Hiere los huevos de 8 a 10 minutos para asegurarte de que estén duros.

3. Después de que los huevos estén completamente duros, retira los huevos de la olla y colócalos en un baño de hielo durante unos minutos. Deja que los huevos se enfríen antes de pelarlos.

4. Corta los huevos a la mitad de forma transversal y retirar las yemas. Coloca las yemas en un recipiente mediano.

5. Pon las claras de huevo en un plato aparte.

6. Tritura las yemas en el bol y añade la sal, el Tabasco y la mayonesa.

7. Con una cuchara, añade pequeñas cucharadas de las mezclas de yema a las claras de huevo huecas. Cubre la yema con los camarones.

8. Añade eneldo fresco para adornar.

¡A disfrutar!

Palitos de queso envueltos en tocino: bombas pegajosas y cargadas

S

i has estado haciendo la dieta keto por un tiempo, probablemente veas un tema aquí. El queso tiende a ser un ingrediente básico en los planes de dieta de muchos practicantes de keto. Es realmente delicioso, ¿no? Excepto para las personas que no toleran la lactosa, el queso es una buena fuente de confort y satisfacción para muchas personas que buscan un buen bocado para comer. De hecho, incluso las personas que son intolerantes a la lactosa estarían dispuestas a arriesgarse a sentirse mal una noche sólo para probar algunos de los increíbles alimentos a base de queso. Y es probable que esta receta de palitos de queso ponga a prueba la disciplina de estos individuos intolerantes a la lactosa. Afortunadamente, para los practicantes de keto tolerantes a la lactosa, es una indulgencia deliciosa de la que no tienes que temer ni sentirte culpable.

¿Acaso olvidamos mencionar que el tocino también está involucrado? Por lo general, cuando se hacen palitos de queso en un sentido tradicional, se agrega pan rallado para preservar la integridad del palito de queso. Sin embargo, el pan rallado es un no rotundo para las personas que están a dieta. Afortunadamente, esta receta elimina definitivamente las migas de pan y, en su lugar, utiliza una gran alternativa: tocino. El tocino es otro de esos alimentos que brindan consuelo y alegría a mucha gente.

Para esta receta en particular, usarás el horno para hornear los palitos de queso. Pero debes saber que, si no tienes acceso a un horno o simplemente no quieres usar uno, puedes usar una sartén.

Probablemente ya estés salivando, así que vayamos directo a la receta.

Número de porciones: 2
Tiempo de preparación: 5 minutos
Tiempo de cocción: 10 minutos
Macros por porción:

- Grasa: 61 g
- Proteína: 34 g
- Carbohidratos: 4 g

Calorías totales por porción: 705 kcal
Ingredientes:

- 225 grs. de queso halloumi
- 170 grs. de rodajas finas de tocino

Preparación:

1. Precalienta el horno a 450 grados F o 225 grados C.
2. Corta el queso en trozos de 8 a 10 partes uniformes.
3. Envuelve cada pedazo de queso en una rebanada de tocino. Trata de cubrir la mayor cantidad de queso posible para evitar que se derrita.
4. Prepara una bandeja para hornear forrada con papel de pergamino o papel manteca. Coloca los palitos de queso en la bandeja para hornear.
5. Coloca la bandeja en el horno y hornea de 10 a 15 minutos, o hasta que se doren. En mitad del tiempo de cocción, voltea los palitos.

¡Disfruta!

Pollo caprese keto: un plato keto delicioso y original

P

uede sonar a mucho, pero esta receta rápida y fácil de pollo caprese keto probablemente termine siendo una de tus comidas favoritas para preparar. Para empezar, es muy sencilla de ejecutar. No tendrás que estresarte tratando de hacer las cosas bien para que este plato sepa bien. Además, el plato es absolutamente delicioso. Comienzas con cinco ingredientes muy sencillos y puedes hacer algo que sabe fantástico y original. De hecho, es posible que termines sintiendo que comes en un restaurante elegante. Además, una de las mejores partes de esta receta es lo poco pretenciosa que es. Si alguna vez decides prepararlo como plato principal para una cena familiar, es probable que a todos terminen adorándolo guste.

El pollo servirá de base para este plato. Y como ya sabes, el pollo es una gran fuente de proteínas. Esto significa que sería un gran plato para los atletas que están buscando una comida alta en proteínas para generar músculo. Pero también sería un gran plato para los niños que necesitan proteínas para crecer y fortalecerse. Al final, nunca te equivocas con el pollo. Por supuesto, la proteína sólo se verá acentuada por la exquisitez del queso y la frescura de los tomates y la albahaca. Por último, lo mejor de este plato es que apenas tiene 1 gramo de carbohidratos por porción. Para que este plato tenga un sabor realmente bueno, trata de asegurarte de que tus ingredientes sean lo más frescos posible.

Número de porciones: 4
Tiempo de preparación: 5 minutos
Tiempo de cocción: 35 minutos
Macros por porción:

- Grasa: 19 g
- Proteína: 36 g
- Carbohidratos: 1 g

Calorías totales por porción: 315 kcal
Ingredientes:

- 5 filetes de muslo de pollo
- 170 grs. de queso mozzarella rebanado
- 1 tomate mediano, cortado en rodajas
- 2 cucharadas de aceite de aguacate
- ¼ taza de albahaca picada
- sal y pimienta a gusto

Preparación:

1. Precalienta el horno a 375 grados F o 190 grados C.
2. Prepara una sartén grande y colócala a fuego medio. Agrega el aceite de aguacate a la sartén y deja que se caliente hasta que empiece a hervir a fuego lento. Sazona los muslos de pollo con sal y pimienta y añádelos a la sartén. Dora los filetes de un lado. Luego voltéalos y dora del otro lado hasta que alcance el mismo color marrón. Debería tomar de 2 a 3 minutos por lado.
3. Coloca los filetes de muslo de pollo en una sola capa

en una bandeja para hornear de vidrio. Cubre cada filete con una sola rebanada de mozzarella y una sola rebanada de tomate encima del queso.

4. Coloca la bandeja en el horno y hornea de 25 a 28 minutos. Hacia el final, el queso debe empezar a derretirse y burbujear. En ese momento, enciende el grill de 2 a 3 minutos para dorar ligeramente el queso. Asegúrate de que el queso no se cocine demasiado o se queme.

5. Retira el pollo del horno y adorna con albahaca fresca.

¡A disfrutar!

Bocadillos rellenos de hongos: una delicia saludable para el que busca bocadillos de forma constante

Enfrentémoslo: a muchos de nosotros nos encanta comer bocadillos. Muchas veces, las personas aumentan de peso cuando no controlan el número de calorías que consumen diariamente. Esto puede solucionarse fácilmente ajustando el tamaño de las porciones de las comidas principales del día. Sin embargo, para la mayoría de las personas, a lo largo del día las calorías vienen en forma de bocadillos. Claro, puedes desayunar fruta pero luego buscas la bolsa de Cheetos en mitad de la tarde. Obviamente, comer bocadillos puede ser un hábito muy peligroso. Pero el mayor problema con los bocadillos es que dejar de comerlos no es fácil. De hecho, muchas personas pueden comer alimentos al azar sin pensarlo dos veces. Es en ese momento que todas esas calorías se acumulan y pueden conducir a un aumento de peso.

Por eso, cuando estás a dieta, tienes que asegurarte de estar atento a tus hábitos respecto de comer bocadillos. Querrás limitar los refrigerios tanto como sea posible para evitar ingerir calorías malas. Sin embargo, si no puedes dejar el hábito, puedes recurrir a opciones más saludables para tus refrigerios. Ahí es precisamente donde entra en juego esta receta. Sea que estés practicando keto o no, esta receta será genial para ti. Puedes preparar un montón de bocadillos de hongos y guardarlos en el refrigerador para cuando tengas hambre. También son excelentes aperitivos a la hora de entretener a un grupo grande de personas. Se trata esencialmente de tres ingredientes principales: tocino, hongos y queso. El resto de los ingredientes está diseñados para resaltar aún más la riqueza del queso, la salinidad del tocino y la textura de las setas.

Número de porciones: 4

Tiempo de preparación: 5 minutos

Tiempo de cocción: 20 minutos

Macros por porción:

- Grasa: 46 g
- Proteína: 12 g
- Carbohidratos: 5 g

Calorías totales por porción:

Ingredientes:

- 225 grs. de tocino picado
- 12 hongos portobello
- 200 grs. de queso crema
- 2 cucharadas de mantequilla
- 3 cucharadas de cebollino picado

– 1 cucharadita de pimentón en polvo
– sal y pimienta a gusto

Preparación:

1. Precalienta el horno a 400 grados F o 200 grados C.
2. Prepara una sartén y colócala a fuego medio-alto. Mientras esperas a que la sartén se caliente, corta el tocino en trozos pequeños. Añade el tocino a la sartén y fríe hasta que los trozos estén crujientes.
3. Retira el tocino de la sartén y guárdalo en otro plato, pero conserva la grasa del tocino.
4. Prepara los hongos quitando los tallos y picándolos finamente. Saltea los tallos de los hongos en la grasa del tocino. De ser necesario, añade mantequilla.
5. Mientras los tallos de los hongos se cocinan, prepara una bandeja para hornear y engrásala. Una vez que la bandeja esté completamente engrasada, coloca las cabezas de los hongos en ella.
6. En un recipiente grande, mezcla los trozos de tocino y los tallos de hongos picados junto con los demás ingredientes. Rellena cada hongo.
7. Hornea durante 20 minutos, o hasta que los hongos comiencen a dorarse.

¡Que los disfrutes!

Chocolate caliente keto : confort keto en una taza

P

ara la receta final, mezclaremos un poco las cosas. En lugar de preparar una comida típica para el que sigue la dieta keto, haremos una pequeña recreación de una bebida clásica. El chocolate caliente es una bebida a la que recurren muchas personas cuando sienten frío o hace mal tiempo. Por supuesto, no es difícil imaginar por qué este sería uno de esos clásicos de la comodidad. Es esencialmente chocolate en forma de líquido caliente, Y hay algo muy reconfortante en una bebida con sabor a chocolate.

Sin embargo, todos sabemos que el chocolate típico está cargado de azúcar y carbohidratos. Esta es la razón por la que muchos de los practicantes de keto sienten nostalgia cuando siguen dietas bajas en carbohidratos. Terminarían perdiendo las comodidades del chocolate caliente lleno de carbohidratos, especialmente durante las estaciones más frías. Bueno, con esta receta, puedes convertir tu nostalgia en realidad. Disfruta de una taza de chocolate caliente y relájate sabiendo que no comprometerás tu estado cetogénico. ¡Una sola porción de este chocolate caliente keto tiene menos de 200 calorías!

Número de porciones: 4

Tiempo de preparación: 5 minutos

Tiempo de cocción: 5 minutos

Macros por porción:

– Grasa: 18 g

– Proteína: 2 g

– Carbohidratos: 4 g

Calorías totales por porción: 193 kcal

Ingredientes:

– 170 grs. de chocolate negro sin azúcar

– ½ taza de leche de almendras sin azúcar

– ½ taza de crema espesa

– ½ cdita extracto de vainilla

– 1 cda. de eritritol o cualquier otro edulcorante
compatible con keto (opcional)

Preparación:

1. Prepara una cacerola y colócala a fuego medio.
2. Agrega la leche de almendras, la crema y el
   edulcorante de tu preferencia a la cacerola y calienta a
   fuego lento hasta que hierva. Una vez que empiece a
   hervir, retira la sartén del fuego.
3. Agrega el extracto de vainilla y el chocolate a la mezcla
   y combina bien todos los ingredientes.
4. Vierte el chocolate en tazas y sirve.

¡A disfrutar!

Conclusión

A l final del día, el camino hacia la salud y el bienestar es largo y sinuoso. No vivirás necesariamente los momentos más fáciles. Nadie garantiza que encontrarás el éxito de inmediato, ni siquiera que encontrarás el éxito en absoluto. Sin embargo, siempre y cuando hagas las cosas bien y tu corazón esté en el lugar correcto, te sentirás satisfecho. No muchas personas se dan cuenta de que la inversión más importante que podemos hacer es en nuestra salud y bienestar personal. Mucha gente dirá que hacer dieta y comer alimentos saludables es costoso. Bueno, ese podría ser el caso. Sin embargo, el dinero que gastas en tomar decisiones saludables no cuesta nada si lo comparas con la cantidad de dinero que gastas en facturas médicas si te enfermas como resultado de llevar una vida poco saludable. En última instancia, estar sano es un estado de ánimo. Por más cliché que parezca, tu salud no está determinada por las grandes decisiones que tomas. Tu salud y estado físico se componen de las pequeñas decisiones que tomas a diario. Levantarte temprano para correr 5k es tu decisión. Renunciar o no a esa rebanada de pastel de chocolate y elegir a cambio una taza de té es tu elección. Son las pequeñas decisiones como estas las que, en última instancia, determinan tu estado general de salud y bienestar.

No tengas ninguna duda al respecto. Ponerse en forma y saludable es todo lo complicado que puede ser. Son muchas las variables que entran en juego y muchas las cosas que hay que tener en cuenta. Sin embargo, la única área en la que no puedes permitirte el lujo de equivocarte es en la nutrición. Es muy importante que prestes mucha atención a los alimentos que consume diariamente. Claro, este libro de cocina podría abogar por las recetas keto. Pero al final del día, necesitas encontrar una dieta que funcione mejor para ti. Y si sucede que encuentras el placer y el éxito bajo el estilo de vida keto, entonces espero que este libro te haya ayudado.

Uno de los mayores retos que enfrentan las personas que hacen dieta es cocinar. La verdad es que la mejor manera de prestarle atención a la comida que ingieres es cocinándola tú mismo. Sin embargo, no todas las personas tienen habilidades culinarias de calidad mundial. Y no todas las personas tendrán los recursos prácticos para que un chef dedicado prepare sus comidas. Esta es precisamente la razón por la que existe este libro de cocina (y muchos otros similares). Está dedicado a las personas que buscan mantenerse saludables sin tener que preocuparse por principios culinarios complicados. No tienes que tener el equipo de cocina más elegante del mercado; las recetas destacadas en este libro pueden ser ejecutadas con un equipo doméstico promedio. No deberías tener que recurrir a sentirte intimidado por recetas complejas en tu camino hacia la salud y el bienestar. La comida que comes debe ser la menor de tus preocupaciones.

El mero hecho de que hayas adquirido un libro como este es una victoria en sí. Muestra que sientes un descontento general con el estado de tu vida y tu nutrición. Y también muestra que tienes la voluntad de tratar de mejorar tu estado de vida. Habida cuenta de ello, ya has realizado progresos sustanciales. Ya has dado un paso adelante para convertirte en la persona que quieres ser. Con suerte, a partir de este libro habrás reunido información sustancial que podría ayudarte a alcanzar tus metas y sueños personales.

La mayoría de nosotros percibe la comida como una fuente de consuelo. Es más que algo que necesitamos consumir para sobrevivir. La comida es una entidad lo suficientemente poderosa como para definir culturas y unir a las personas. La relación que las personas tienen con los alimentos será importante siempre. Y para que tu dieta sea sostenible, es importante que realmente disfrutes de los alimentos que comes y encuentres satisfacción en ellos. De seguro puedes aguantar unos días siguiendo una dieta que no disfrutas. Sin embargo, cuando se trata de mantenerse saludable durante años, es muy importante que tu relación con los alimentos sea saludable y sostenible. Por lo tanto, aunque necesitas prestar mucha atención a lo que comes, tampoco debes privarte de la alegría que la comida puede traer. Es por eso que los libros de cocina como este pueden ayudarte cuando estás a dieta. Seguir la dieta keto no significa perder el privilegio de disfrutar de tus comidas.

Una vez más, el camino para estar en forma y saludable no es fácil. Pero con suerte, este libro de cocina ayudará a que ese proceso sea más fácil, más agradable y mucho más sabroso.

Don't miss out!

Visit the website below and you can sign up to receive emails whenever Amy Moore publishes a new book. There's no charge and no obligation.

https://books2read.com/r/B-A-YQPH-HMDIB

BOOKS 2 READ

Connecting independent readers to independent writers.

Also by Amy Moore

bedtime books for kids
Daisy Dragon Goes To School

Healthy keto meal prep diet cookbooks
Keto Mexican Rice and Low-Carb Meals Easy Keto Mexican
Rice Recipe and More to Help You Lose Weight and Stay
Healthy

**Heal Your Body Through intermittent process and Live
Healthy with Meal Plan.**
Intermittent Fasting For Women: The Powerful Secret For
Women Who Want To Lose Weight With Ketogenic Diet,

Standalone

Ketogenic Diet and Intermittent Fasting: An Easy, Beginner Weight Loss Challenge for Men and Women to Maximize Healthy Weight Loss With Keto

Keto Cookies and Snacks: Discover the Secret to Making Low-Carb Ketogenic Cookies and Snacks that Taste Amazing

Keto-Kekse und Snacks Entdecken Sie das Geheimnis der Herstellung von Low Carb ketogenen Keksen und Snacks, die fantastisch schmecken

The Vegan-Keto Diet Meal Plan: Discover the Secrets to Amazing and Unexpected Uses for the Ketogenic Diet Plus Vegan Recipes and Essential Techniques to Get You Started

Keto Diet for Type 2 Diabetes,How to Manage Type 2 Diabetes Through the Keto Diet Plus Healthy,Delicious, and Easy Recipes!

Keto Seafood and Fish Recipes Discover the Secrets to Incredible Low-Carb Fish and Seafood Recipes for Your Keto Lifestyle

Low Carb Meeresfrüchte-und Fischrezepte Entdecke die Geheimnisse der unglaublich kohlenhydratarmen Fischgerichte für deine Keto Lebensart

Plan de Comidas de la dieta keto vegana Descubre los secretos de los usos sorprendentes e inesperados de la dieta cetogénica,además de recetas veganas y técnicas esenciales para empezar

Super Easy Vegetarian Keto Cookbook The proven way to lose weight healthily with the ketogenic diet, even if you're a clueless beginner

Arroz mexicano keto y comidas bajas en carbohidratos: Receta fácil de arroz mexicano keto y más para ayudarte a perder peso y mantenerte saludable

Dieta Keto para la diabetes tipo 2: Cómo controlar la diabetes tipo 2 con la dieta Keto, ¡más recetas saludables,deliciosas y fáciles!

Galletas y bocadillos keto Descubre el secreto para hacer galletas y bocadillos cetogénicos bajos en carbohidratos y con un sabor increíble

Libro de cocina Keto Vegetariano Súper Fácil La manera comprobada de perder peso de manera saludable con la dieta cetogénica, incluso si eres un total principiante

Recetas Keto de Mariscos y Pescados: Descubre los secretos de las recetas de pescados y mariscos bajos en carbohidratos increíbles para tu estilo de vida Keto